高等院校数字化课程创新教材

供高职高专护理、助产等相关专业使用

护理心理学

（第二版）

主　编　崔巧玲

副主编　付晓东

编　者　（按姓氏汉语拼音排序）

陈　娟　皖西卫生职业学院

崔巧玲　甘肃医学院

邓希文　包头医学院职业技术学院

付晓东　周口职业技术学院

贺彦芳　运城护理职业学院

刘旭君　天水市第三人民医院

陶凤燕　江苏省南通卫生高等职业技术学校

郗磊磊　许昌学院

叶高亮　宜春职业技术学院

科学出版社

北　京

内 容 简 介

本书是高等院校数字化课程创新教材之一。全书共八章：第一章绪论；第二章心理学基础；第三章心理社会因素与健康；第四章心理评估；第五章心理咨询与心理治疗；第六章病人心理；第七章心理护理；第八章护理工作者的心理品质及其培养。本书的编写以护理和助产专业培养目标为导向，以职业技能培养为根本，满足护理教育的学科需要、教学需要和社会需要；内容上以"必须、够用"为度，以"应用"为主旨，注重培养综合素质高、知识面宽的高等技术应用型专门人才。

本书可供高职高专护理、助产等相关专业使用。

图书在版编目（CIP）数据

护理心理学 / 崔巧玲主编. —2 版. —北京：科学出版社，2018.1
高等院校数字化课程创新教材
ISBN 978-7-03-054906-8

Ⅰ. 护… Ⅱ. 崔… Ⅲ. 护理学–医学心理学–高等学校–教材　Ⅳ. R471

中国版本图书馆 CIP 数据核字（2017）第 259447 号

责任编辑：张立丽　孙岩岩 / 责任校对：张凤琴
责任印制：李　彤 / 封面设计：张佩战

科 学 出 版 社 出版
北京东黄城根北街 16 号
邮政编码：100717
http://www.sciencep.com

北京虎彩文化传播有限公司 印刷
科学出版社发行　各地新华书店经销
*
2013 年 1 月第　一　版　　开本：787×1092　1/16
2018 年 1 月第　二　版　　印张：10 1/4
2023 年 7 月第十二次印刷　　字数：243 000
定价：**32.00 元**
（如有印装质量问题，我社负责调换）

高等院校数字化课程创新教材
评审委员会名单

主任委员

单伟颖　屈　刚　孙国兵

副主任委员

梁　勇　刘更新　马　莉

黎　梅　夏金华　吴丽文

司　毅

委　　员（按姓氏拼音排序）

范　真　高云山　韩新荣

李希科　刘　琳　武新雅

叶宝华　张彩霞　周恒忠

前　言

党的二十大报告指出："人民健康是民族昌盛和国家强盛的重要标志。把保障人民健康放在优先发展的战略位置，完善人民健康促进政策。"贯彻落实党的二十大决策部署，积极推动健康事业发展，离不开人才队伍建设。党的二十大报告指出："培养造就大批德才兼备的高素质人才，是国家和民族长远发展大计。"教材是教学内容的重要载体，是教学的重要依据、培养人才的重要保障。本次教材修订旨在贯彻党的二十大报告精神和党的教育方针，落实立德树人根本任务，坚持为党育人、为国育才。

随着生物-心理-社会医学模式的转变及护理教育、临床护理、家庭护理、社区护理、养老护理等的发展，护理工作者只有掌握心理护理的理论与技能，才能满足护理服务对象治疗、康复的需求。护理心理学因此成为护理专业学生必修课之一。学习护理心理学能够帮助学生掌握心理护理的基本理论知识与基本技能，提高学生心理健康水平，提升应用心理学知识分析、思考及解决问题的能力，为实施心理护理奠定基础。

本书的编写以护理和助产专业培养目标为导向，以职业技能培养为根本，满足护理教育的学科需要、教学需要和社会需要；内容上以"必须、够用"为度，以"应用"为主旨，注重培养综合素质高、知识面宽的高等技术应用型专门人才。

全书共八章：第一章绪论，探讨心理学和护理心理学的概念，护理心理学的研究对象和研究方法。第二章心理学基础，简要介绍心理学的基本知识和基本理论。第三章心理社会因素与健康，介绍常见的心理社会因素及其在健康与疾病中的作用，心理挫折的原因及其影响因素，护理工作常见的应激及常见的心身疾病。第四章心理评估，介绍心理评估常用的方法、应用原则。第五章心理咨询与心理治疗，介绍心理咨询及心理治疗的基本技术、原则、常用方法。第六章病人心理，重点介绍病人的心理需要，病人常见的心理变化和心理问题，病人的权利与义务及角色适应。第七章心理护理，介绍心理护理的程序和方法，对病人的心理问题进行心理评估，列出护理诊断，制定护理计划，了解不同疾病、不同年龄病人的心理护理方法。第八章护理工作者的心理品质及其培养，阐述护理工作者的职业角色种类，护理工作者角色适应的内涵，护理工作者心理品质的评估与培养的内容。

感谢各位编者的辛勤工作。他们竭尽全力地将自己的教学、临床经验及成果凝练成文字奉献出来，为护理学的发展作出了贡献。本书参考了国内外学者的著作、学术论著和其他出版社编写的教材，在此向相关作者和单位表示感谢。

由于编者水平有限，本书不足之处在所难免，恳请广大教师、学生、临床护理工作者提出宝贵意见，以便再版时修改。

崔巧玲

2023 年 7 月

目 录

CONTENTS

第1章 绪 论

早在一百多年前，现代护理学的奠基人南丁格尔就曾指出："护士的工作对象，并不是冷冰冰的石块、木片和纸张，而是具有热血和生命的人类。"随着系统化整体护理模式的不断推进，正确认识护理对象的心理反应及变化规律，根据护理对象心理特点实施心理护理，已经成为临床护理工作的重要内容；学习护理心理学的理论知识，掌握心理护理的基本技术已成为护理工作者的时代需要。

第1节 护理心理学概述

● 案例 1-1

小明，男，6 岁。因支气管炎入院。该患者从入院就诊到进入病房，一直紧紧偎依着其母亲，不允许其母亲离开自己。当母亲不得不离开时，该患儿便哭闹不休，拒绝进食和睡觉，医护人员对其进行检查时有反抗行为，极不合作。

问题：1. 小明表现出来的心理问题有哪些？
2. 小明的责任护士应怎样对小明进行心理护理？

护理心理学的概念

（一）护理学

护理学（nursing）是以自然科学和社会科学理论为基础的研究维护、促进、恢复人类健康的护理理论、知识、技能及其发展规律的综合性应用科学。在人、环境、健康和护理这四个护理学的基本概念中，人是护理服务的对象，人的健康是护理实践的核心，护理的任务是创造良好的环境并帮助护理对象适应环境，从而达到最佳健康状态。

（二）心理学

心理学（psychology）是研究心理现象发生、发展及其活动规律的一门科学。法国作家雨果有句名言："世界上最广阔的莫过于海洋，比海洋更广阔的莫过于天空，比天空更广阔的莫过于人的精神世界。"自古以来，人们一直在探索纷繁复杂的心理现象。早在我国先秦时期，孔子、孟子、荀子等就探讨了"心""性""行"等重要问题；在西方，心理学的源头可以追溯到古希腊的柏拉图、亚里士多德时代。但心理学又是一门年轻的科学，它最初包含在哲学中，并不是一门独立的学科，直到 1879 年冯特在德国莱比锡大学建立了第一个心理学实验室，心理学才从哲学中分离出来，成为一门独立的学科。正如德国心理学家艾宾浩斯所说："心理学有一个漫长的过去，却只有一个短暂的历史。"

链接

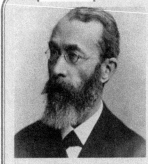

图 1-1 冯特

实验心理学之父——冯特

冯特（Wihelm Wundt，1832—1920）（图 1-1），德国心理学家、生理学家和哲学家，第一个心理学实验室的创立者，被心理学界誉为实验心理学之父。1873～1874 年出版的《生理心理学原理》被心理学史界誉为科学心理学史上最伟大的著作，被看作科学心理学的独立宣言。1879 年在莱比锡大学创立了世界上第一个心理实验室，标志着心理学成为一门独立的学科。

（三）护理心理学

护理心理学（nursing psychology）是护理学与心理学相结合而形成的一门交叉学科，是将心理学知识、理论和技术运用于现代护理领域，研究护理工作者和护理对象心理活动规律及特点，解决护理实践中的心理问题，以实施最佳护理的一门应用学科。

二 医学模式转变与护理心理学的发展

医学模式（medical model）是指一定时期内人们对疾病和健康的总体认识和根本观点，医学模式反映了人们用什么观点、方法来认识和处理健康与疾病的问题，它指导着人们的医学研究和医疗实践。医学模式的发展经历了以下四个阶段。

（一）神灵主义的医学模式

神灵主义的医学模式起源于原始社会，由于当时的生产力水平极为低下，人们认为自然界的一切现象超越人力，相信"万物有灵"，认为人类的生命与健康是上帝神灵所赐，将疾病和灾难看作神灵对人的惩罚，对健康的保护和疾病的治疗主要采取求神问卜、驱鬼避邪等方式。

（二）自然哲学的医学模式

自然哲学的医学模式大约在公元前 3000 年出现，将健康和疾病与人类生活的自然环境和社会环境联系起来进行观察与思考，以朴素的唯物论和辩证法来解释疾病，概括防治疾病的经验。祖国医学中"天人相应""形神合一"的思想，"外感六淫、内伤七情"的病因学说均属此模式。

（三）生物医学模式

生物医学模式把人看作一个生物机体，认为任何疾病都必定在人体某一系统、特定器官、组织、细胞乃至生物分子水平上，能够使用物理和化学方法测量功能与结构变化，从而准确找到疾病的原因，并由此制定有效的治疗措施。生物医学模式对现代医学的形成和发展产生了巨大的推动作用。

（四）生物-心理-社会医学模式

1977 年美国医生恩格尔在《科学》杂志上发表《需要新的医学模式——对生物医学模式的

挑战》一文，提出了建立一种新的医学模式——生物心理社会医学模式。这种模式要求医学把人看成一个整体，在疾病和健康的问题上，无论是致病、治病，还是预防、康复等方面都应综合考虑生物的、心理的及社会的多种因素的综合作用。

在生物医学模式下，一切医疗行为都着眼于疾病，护理从属于医疗，护士是医生的助手，护理工作就是执行医嘱，实行的是"以疾病为中心"的功能制护理。随着生物医学模式转变为生物-心理-社会医学模式，医疗行为开始着眼于病人，护理工作逐渐过渡到"以病人为中心"的责任制护理，要求责任护士对病人的心身健康实行有目的、有计划的整体护理。1990年世界卫生组织（WHO）提出"生活方式疾病"这一概念，把生物-心理-社会医学模式进一步推进到整体医学模式，医疗行为开始着眼于人的健康，护士需要诊断和处理人类对其现存和潜在的健康问题的反应，护理工作逐步过渡到"以人的健康为中心"的系统化整体护理。这些现代化的护理观念和技术的推广与应用促进了护理心理学的发展。

 护理心理学研究对象和任务

（一）研究对象

从护理心理学的概念分析中可以知道，护理心理学的研究对象是护理领域中的人，既包括护理对象，又包括护理工作者。

1980年美国护理学会将护理定义为"护理是诊断和处理人类对其现存和潜在健康问题的反应"。这个"反应"包括了目前已存在和潜在健康问题所引起人们在生理、心理和社会多方面的反应。因此，护理心理学不仅要关注目前已存在的病症和障碍患者所出现的心理问题，还要关注有潜在健康问题人的心理问题。所以，护理对象包括患者、具有潜在健康问题的人和健康人。

护理情境是以护理工作者为主导的复杂过程，护理工作者的心理素质及心身状况是有效实施护理的重要保证。因此，护理心理学既要研究在护理情境下护理对象的心理特点、心理问题产生的原因及心理护理方法等，又要研究护理工作者个体心理活动的规律，维护自身心理健康，提高有效的心理护理水平，为实施最佳临床护理服务。

（二）护理心理学研究任务

1. 研究身心交互作用对身心健康的影响 深入研究疾病与心理因素之间的内在联系，可以使我们客观、全面地评估患者疾病产生的原因，准确把握疾病带给人的各种心理反应，可以防病治病，促进健康。对于患者来说，可以积极调动其内在潜能，发挥主观能动性，提高自我调控能力，促进疾病的康复；对有潜在疾病因素威胁的人来说，则可以认识疾病与心理、生活方式之间的相互关系，加强对疾病的有效预防。

2. 研究护理对象心理活动的特点和规律 深入研究不同年龄和性别、不同心理和生理状况、不同社会文化背景护理对象的心理活动规律，是护理心理学的主要任务之一，它有助于根据护理对象的心理活动规律和不同的心理需要，采取有针对性的心理护理措施，以实施最佳心理护理，从而促进患者早日康复。

3. 研究护理工作者心理变化的特点和规律 临床护理是护理工作者与护理对象之间进行的一种互动过程，护理工作者的人格特征和临床护理时的心理变化都会影响心理护理的成效。所以，研究护理工作者在护理实践中心理变化的特点和规律及其对护理对象的影响，也是护理心理学的主要任务之一。护理工作者必须在临床护理实践中加强心理锻炼，努力培养优良的心理品质，如敏锐的观察力，准确的记忆力，深刻的思维能力，良好的情绪调节与自控能力，高度的责任心,对患者的尊重、同情和体贴等。

4. 研究临床心理护理的方法和技巧 南丁格尔曾说过:"人是各种各样的,由于社会职业、地位、民族、信仰、生活习惯和文化程度不同,所得的疾病与病情也不同,要使千差万别的人都能达到治疗或康复所需要的最佳身心状态,本身就是一项最精细的艺术。"临床心理护理的可操作性最终需落实在对患者心理危机的有效干预上,要使千差万别的人都能达到治疗或康复所需要的最佳身心状态,护理工作者必须研究干预患者心理活动的理论和技术,掌握正确有效的心理干预方法和技巧,才能对患者存在的心理问题进行干预,解决或缓解患者的心理问题。

四 护理心理学研究方法

根据研究使用的手段,护理心理学的研究方法可分为观察法、调查法、测验法和实验法。

(一)观察法

观察法(observational method)是指研究者通过对表现心理现象的外部活动进行系统、有目的、有计划的观察,从中发现心理现象产生和发展的规律性的方法。根据是否预先设置情景,观察法可分为以下两种:

1. 自然观察法 在自然情境下进行的观察,如对患者的日常生活等方面表现出来的心理活动和行为方式所进行的观察。

2. 控制观察法 在预先设置的情境下进行的观察,如对重症监护病房患者的心理行为观察。

由于观察法是在自然条件下进行的,是对被观察者的行为进行直接的了解,又不为被观察者所知,他们的行为和心理活动很少受到环境的干扰。因此,应用观察法可得到许多基本的、比较真实的第一手资料,但观察者的观察能力和主观倾向对观察结果的影响较大。观察法在心理评估、心理治疗、心理咨询中广泛使用。

(二)调查法

调查法(survey method)是指通过晤谈、座谈或问卷等方式获得资料,并加以分析的研究方法。

1. 晤谈法 是指与被试面对面以谈话方式进行的调查。通过与被试者交谈,了解其心理信息,同时观察其在交谈时的行为反应,以补充和验证所获得的资料,进行记录和分析研究。晤谈法通常采用一对一的访谈方式,其效果取决于研究者的晤谈技巧。

2. 问卷法 指采用事先设计的调查问卷,让受试者在问卷上进行回答的调查。问卷法简便易行,短时间内可以收集大范围人群的相关资料,但结果的真实可靠性易受研究者的思路、问卷设计的技巧及被试的合作程度等多种因素影响。问卷法是开展心理评估、心理咨询、心理治疗及其相关研究的最常用方法之一。

(三)测验法

测验法(test method)也称心理测验法,是指运用标准化的心理测量工具,对个体的心理活动进行测量和评定的一种研究方法。心理测验作为个体心理反应、行为特征等变量的定量评估手段,使用的都是经过信度、效度检验的测量工具,在测量过程中必须严格按照心理测量的科学规范进行。心理测验种类很多,如智力测验、人格测验、社会适应行为测验等。心理测验作为一种有效的定量手段在护理心理学研究中得到普遍应用。

(四)实验法

实验法(experimental method)是在控制条件下对某种心理现象或行为进行研究的方法。

在实验法中，研究者可以利用仪器设备干预被试者的心理活动，人为地创设出一些条件，使得被试者做出某些行为，并且这些行为是可以重复出现的。实验法可分为自然实验和实验室实验。

1. 自然实验 也称现场实验，指在实际生活情境中，创设或改变某些条件，以引起被实验者某些心理活动进行研究的方法。例如，研究声音、光线对破伤风患者的心理影响时，应以病房为现场进行研究。

2. 实验室实验 是指在实验条件严格控制下，借助于专门的实验设备，引起和记录被试者的心理现象，以分析和研究心理活动规律的方法。实验室严格的人为条件控制，可以获得较为精确的研究结果。

案例1-1分析 小明表现出恐惧、焦虑不安和反抗等心理问题，作为责任护士应关心、体贴小明，耐心地与他沟通，通过讲故事、做游戏、玩玩具、轻拍、抚摸及搂抱等方式，取得他的信任，拉近心理的距离；同时还要对他多加表扬、鼓励，树立战胜疾病的信心。

第2节 学习护理心理学的意义和方法

● 案例1-2

小亮是某高职院校护理专业学生，小亮认为"护理心理学"这门课程不是重要课程，只是门"副科"，只要把其他核心专业课程学好、熟练掌握护理技能就够了。所以，小亮平时对"护理心理学"的学习不感兴趣，上课不认真听讲。

问题：1. 小亮的这种认识正确吗？

2. 学习"护理心理学"这门课程对护理学生具有哪些重要意义？

 学习护理心理学的意义

（一）有助于适应护理模式的转变

传统的护理模式只注重生物学意义上的患者，护理工作者将注意力局限在疾病本身，往往"只见病不见人"，忽视了人的社会心理因素，没有把人当作一个社会的、完整的、丰富的生命个体来看待，结果往往是影响康复的进程。只有全面地认识患者，有针对性地进行护理，才能使患者生理上舒适、心理上舒畅，从而提高护理质量。

传统的护理模式只关注患者，而忽视了广大受着潜在疾病因素威胁的健康人群。随着系统化整体护理模式的推广和落实，护理工作的对象由原来的患者逐步扩展到有潜在健康问题的健康人，护理工作的任务由护理疾病转向促进健康，护理工作的范围由医院逐渐走向社区，护理工作者的职能也由单一向多样转变。因此，学习护理心理学有助于提高护理工作者的系统化整体护理观，推动护理制度改革，促进护理工作的科学发展。

（二）有助于促进护理质量的提高

学习护理心理学，能使护理工作者了解患者心理活动发生、发展的规律，心理状态对疾病演变过程的影响。掌握了这些规律，才能全面地认识疾病和患者，并以此为依据采取相应的技术进行恰当的心理护理，为患者创造有利于健康的心理环境，使患者感到舒适愉快，保持良好的情绪。患者良好的心理状态可以促进良好的生理状态，促进疾病向健康方向发展，从而提高医疗护理质量。学习护理心理学还有助于护理工作者掌握人际沟通、心理评估、心理咨询和治疗等各种技术，促进与护理对象的有效交往，获得准确信息和提高干预效果，从而大大提高护理质量。

（三）有助于护理工作者良好心理素质的培养

护理工作中存在着许多不可预料和控制的事件与刺激，对护理工作者的身心健康和工作质量有显著的影响，因而现代护理工作对护理工作者的心理素质提出较高的要求，良好的心理素质也是做好护理工作的前提和保证。因此，通过学习护理心理学有关知识，不仅能指导心理护理工作，还能了解自己在认知、情绪、意志、能力、气质、性格方面的品质，这将有助于自我观察、自我分析，有效调控自我、不断完善自我，从而提高自身的心理素质。

 ## 二　学习护理心理学的方法

（一）明确学习的目的和意义

要充分认识到掌握护理心理学在临床护理工作中的价值，在顺应护理模式转变、提高护理质量、提高自身心理素质等方面的重要意义，这样才能激发学习护理心理学的热情，提高学习的兴趣，使学习活动变得卓有成效。

（二）注意理论联系实际

学习知识不应该等学好之后才去用，而应边学边用，学以致用。要结合老师的讲解去理解护理心理学知识，把护理心理学知识与生活实际结合起来，与护理工作实际结合起来，分析社会生活和临床护理实际中大量的心理现象。这种好的学习方法和习惯，不但可以更好地理解、掌握知识，更重要的是可以学会应用护理心理学知识分析问题、解决问题的方法，体现出学习的目的和价值，使学习活动充满趣味性，形成学习活动中的良性循环。

（三）掌握科学的学习方法

学习方法是提高学习效率，达到学习目的的手段。正确的学习方法往往能收到事半功倍的效果。在学习中我们要重点把握好预习、听课、复习三个重要环节。

1. 认真预习　预习时要把不理解的问题记下来，听课时才能增加求知的针对性，既节省学习时间，又能提高听课效率，有助于养成良好的学习习惯，培养自学能力。

2. 认真听课　听课时要集中精力，全神贯注，对老师强调的重点、难点，要认真作好笔记。课堂上力争弄懂老师所讲内容，经过认真思考，消化吸收，变成自己的东西。

3. 认真复习　复习可以使知识系统化，可以更高层次地理解并较好地掌握所学知识，温故而知新，也为顺利完成作业和进一步学习新知识提供保证。

案例 1-2 分析　小亮的这种认识是不正确的。随着医学模式由生物医学模式向生物-心理-社会医学模式转变及护理学的发展，护理心理学已成为现代护理领域的重要组成部分，也是现代护理教育的重要课程体系，它能让护理专业的学生形成生理与心理相统一的整体认识观，站在全新的角度理解健康与疾病。学习护理心理学，不仅是为了了解和掌握患者的各种心理需要，也是提高护理工作者心理品质的需要，对提高临床护理工作质量具有重要意义。

第3节　护理心理学相关的心理学理论

● 案例 1-3 ⋯⋯⋯⋯⋯⋯⋯⋯⋯⋯⋯⋯⋯⋯⋯⋯⋯⋯⋯⋯⋯⋯⋯⋯⋯⋯⋯⋯

为了能在全省护理技能大赛中取得好的成绩，王老师加紧了对参赛学生的技能强化训练。

针对每一个项目每次先由学生进行操作，老师给予点评和指导，直到符合竞赛规范为止；接下来由学生示范操作，由其他学生观摩，进行发言点评，指出优点和不足；然后王老师总结性点评，最后由该学生完整规范地再做一次操作。

问题：1. 请用行为理论分析这一案例。
 2. 假如你是王老师，还会加强哪些方面的强化训练？

一 精神分析理论

精神分析理论又称心理动力理论，是 19 世纪末由奥地利精神病医生弗洛伊德（Freud，1856—1939）创立的。精神分析理论不仅是现代心理学中影响最大的理论之一，也是 20 世纪内影响人类文化最大的理论之一，对哲学、文学和其他社会科学都产生了重要影响，号称现代心理学的第一势力。基本理论主要包括心理结构理论、人格结构理论、人格发展理论等。

（一）心理结构理论

弗洛伊德将人的心理结构自下而上分为意识、前意识和潜意识三个层次。

1. 意识　是个体当前能够觉察的心理活动，是人们能认识自己和认识环境的心理部分，在人的注意集中点上的心理活动都属于意识层次，如人对外界各种刺激的感知力等。

2. 潜意识　是人无法直接感知的那部分心理活动，主要包括不被客观现实、道德理智所接受的各种本能欲望，或明显导致精神痛苦的过去的事件。潜意识是人类心理发展的原动力。

3. 前意识　介于意识和潜意识之间的意识层次，在前意识层次中的心理活动目前未被意识到，但在自己集中注意或经他人提醒可以被带到意识领域。它如同"海关"，把守着意识的"国门"，防范和阻止潜意识的本能欲望随便进入意识。

弗洛伊德认为，潜意识中的欲望只有通过前意识的审查、认可，才能进入意识；人的大部分行为由潜意识的动机左右着，被压抑到潜意识中的各种欲望或观念，如果不被允许进入意识中，就会以各种变相的方式出现，例如，心理、行为或各种疾病都被认为与此有关。

（二）人格结构理论

弗洛伊德将人格划分为三个相互作用的部分，即本我、自我和超我（图 1-2）。

1. 本我　存在于潜意识之中，由先天的本能和欲望组成，与生俱来，是人格中最原始的部分。本我遵循"快乐原则"，它要求毫无遮掩与约束地寻找直接的肉体快感，以满足基本的生物需要。

2. 自我　介于本我和超我之间，其大部分存在于意识之中，小部分在潜意识中。也就是说，自我的动力一方面来自于本我，要满足各种本能的冲动和欲望；另一方面又要在超我的要求下，去适应外在的现实环境，采取社会所允许的方式指导行为，保护个体的安全。自我遵循"现实原则"，确定是否该满足本我的各种要求。

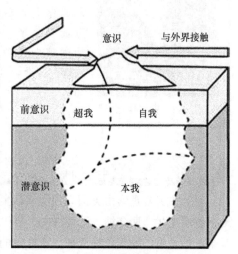

图 1-2　弗洛伊德的人格结构示意图

3. 超我　是理想化、道德化的自我，大部分属于意识。超我是在自我的基础上发展起来的，是个体在成长过程中逐渐形成并根深蒂固了的道德价值体系。超我遵循"道德原则"，指导自我去限制本我的冲动，对个人的行为进行监督管理，使人格达到完善的程度。

每一个正常人都处在本我、自我和超我之间的矛盾对立中，但都能使三者协调统一，达到平衡，从而保持健康的心理。一旦三者失衡，就会产生冲突，形成焦虑、抑郁等负性情绪，严重者导致行为失调和心理疾病。

（三）人格发展理论

弗洛伊德认为人类行为的心理驱力是性本能，也称为"力比多"（libido），它在人的一生中起着重大作用。在个体发展的不同阶段，总要通过身体的不同部位或区域得到满足并获取快感，而在不同部位获取快感的过程，就构成了人格发展的不同阶段。人格的发展要经过五个时期：

1. 口欲期（0～1岁）　这一阶段的快乐来自口唇部位的刺激。如果婴儿在该阶段的需求得不到适当的满足（如过早断乳），长大后仍可能表现出过度的"口欲习惯"（如贪食、嗜烟酒等），这些都是口唇快感的延续。

2. 肛欲期（1～3岁）　这一阶段幼儿从排泄中得到快感和满足，喜欢通过延迟或延长排便时间获取感官的愉悦。

3. 性蕾期（3～6岁）　这一阶段的快乐来自于生殖部位的刺激和幻想，这一阶段对父母的性欲导致男孩有恋母情结，女孩有恋父情结。

4. 潜伏期（6～12岁）　这一时期儿童的性欲潜伏下来，同性为伴。精力从自身转向外界，转向学习、游戏和运动。快感来源主要是对外部世界的兴趣。

5. 生殖期（12岁以后）　这一时期是青春期的开始，性欲逐渐转向异性，贯穿于整个成年期。

链接

精神分析学派的创始人——弗洛伊德

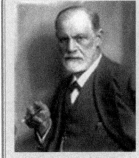

图1-3　弗洛伊德

西格蒙德·弗洛伊德（Sigmund Freud，1856—1939）（图1-3），犹太人，奥地利精神病医生、心理学家，精神分析学派的创始人。终生从事精神病的临床心理治疗工作，在探寻精神病病源方面创立了心理分析学说（又译精神分析），认为精神病起源于心理内部动机的冲突。主要著作有《梦的解析》（1900年）、《性学三论》（1905年）、《论无意识》（1915年）、《自我与本我》（1923年）等。

二　行为主义理论

行为主义心理学由美国心理学家华生（Watson，1878—1958）于1913年创立。其主要代表人物有华生、斯金纳、巴甫洛夫、桑代克、班杜拉等，其代表性理论有巴甫洛夫的经典条件反射、斯金纳的操作条件反射、班杜拉的社会学习理论和托尔曼的认知行为学习理论等。

行为主义理论认为，人的心理意识、精神活动是不可捉摸的，是不可接近的，心理学应该研究人的行为。心理学的任务在于发现刺激与反应之间的规律性联系，以便根据刺激推知反应，根据反应推知刺激，从而达到预测和控制人行为的目的。行为主义理论认为人的正常和异常行为，包括外显行为及其伴随的心身反应形式，都可能通过学习过程而形成，所以学习是支配人的行为和影响心身健康的一个重要因素。如果对行为学习各环节进行干预，可以矫正问题行为，起到治疗和预防的作用。

（一）经典条件反射理论

20世纪初，俄国生理学家巴甫洛夫（Ivan Pavlov）最早提出经典性条件反射理论。在他的实验中，巴甫洛夫利用狗看到食物或吃东西之前会流唾液的现象，在每次喂食前摇铃，连续了几次之后，他试了一次摇铃但不喂食，发现狗虽然没有吃东西，却照样流唾液，而在重复训练之前，狗听到铃声响是不会流唾液的。巴甫洛夫称食物为无条件刺激，称那种吃食物时流唾液的反应为无条件反射；铃声不会使狗流唾液，但食物和铃声多次结合以后，铃声成为引起狗流唾液的条件刺激，引发只有无条件刺激才能引起的行为反应。这种在非条件反射的基础上，经过后天学习而获得的习得性行为称为条件反射。

（二）操作条件反射理论

操作条件反射理论是斯金纳（Skinner B. F.）等行为心理学家通过实验建立起来的。斯金纳将一只饥饿的鼠放入他设计的一个叫作斯金纳箱的装置内，箱内装有一个杠杆。杠杆与传递食物的机械装置相连，只要杠杆一被压动，一颗食丸便滚进食盘。老鼠在箱内盲目地乱跑，它踏上杠杆时，有食丸放出，于是吃到食物。它一旦再按压杠杆，食丸又滚出，反复几次，白鼠就学会了按压杠杆来取得食物的条件反射。斯金纳将这种条件反射称为操作性条件反射。

经典条件反射学说注重行为同发生于该行为之前的刺激间的关系，而操作条件反射的理论则强调行为的后果在控制该行为中所起的重要作用。

（三）社会观察学习理论

社会观察学习理论是由美国心理学家班杜拉（Bandura A.）提出的。班杜拉把依靠直接经验的学习（传统的学习理论）和依靠间接经验的学习（观察学习）综合起来说明人类的学习。观察学习是社会学习的一种最主要形式，人类的大量行为都是通过观察他人的所作所为以后进行模仿学习学会的。对具体榜样（或示范者）行为活动的观察和模仿，可以使人学会一种新的行为类型。

链接

行为主义心理学家——华生

约翰·华生（John B. Watson，1878—1958）（图1-4），美国心理学家，行为主义心理学的创始人。华生认为心理学研究的对象不是意识而是行为，他把自然科学常用的实验法和观察法作为心理学的研究方法，使心理学在研究对象和方法上具有自然科学的特征，在使心理学客观化方面发挥了巨大的作用。华生的行为主义不仅扩大了心理学研究的领域，也促进了心理学的应用。主要著作有《行为：比较心理学导言》（1914年）、《从一个行为主义者的观点看心理学》（1919年）、《行为主义》（1925年）。

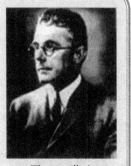

图1-4 华生

三 人本主义理论

人本主义心理学是由美国心理学家马斯洛（Maslow，1908—1970）和罗杰斯（Rogers，1902—1987）于20世纪50年代末60年代初创建的。人本主义心理学派反对精神分析学派把人看作本能的牺牲品，也反对行为主义学派在实验室内利用动物进行人的行为研究，主张心理学研究应关注人的价值和潜能的发展。他们从探讨人的最高追求和人的价值角度，认为心理学应改变对一般人或病态人的研究，而成为研究"健康"人的心理学，揭示发挥人的创造性动机、展现人的潜能的途径。主要理论有马斯洛的自我实现论和罗杰斯的自我理论。

人本主义理论的主要观点：①坚持以人的经验为出发点，强调人的整体性、独特性和自主性；②坚持以机体潜能为基础，强调人未来发展的可能性及其乐观前景；③坚持以人的价值和人格发展为重点，强调把自我实现、自我选择和健康人格作为人生追求的目标；④坚持以广泛的社会问题为内容，强调实施心理治疗、教育改革、犯罪防治和社会改造。

案例1-3分析 行为主义理论认为人的正常和异常行为，可以通过学习过程而形成，如果对行为学习各环节进行干预，可以矫正问题行为。王老师先通过操作示范，学生的反复练习，让学生明确了操作的规范；学生示范操作中，积极主动思考，更加严格要求自己；学生示范后的师生点评，增加了学习的兴趣，使学生更好地掌握操作技能项目。当然，技能大赛临场发挥水平，还需良好的心理素质做保证，还需对学生进行心理素质的训练。

四 认知理论

认知理论起始于20世纪50年代中期，60年代后迅速发展。1967年美国心理学家奈瑟（U. Neisser）的《认知心理学》一书的出版，标志着这一学派理论的成熟。认知心理学认为，对外界的刺激和人行为的后果进行分析是必要的，人不是环境刺激的被动接受者，人是有理性的，人能反作用于环境，改造环境。一个人如何看待、认识评价环境事件，是不容忽视的重要因素。现实生活中，不同的人对同一刺激可以有截然不同的情绪和行为反应，这是因为不同的人对同一刺激有不同的认识评价，这种不同的认识评价来自于不同的认知结构、需要、动机、态度、信念、价值观和生活经历等。

目标检测

一、名词解释

1. 心理学
2. 护理心理学
3. 医学模式
4. 观察法
5. 潜意识

二、填空题

1. 医学模式的发展经历了＿＿＿＿、＿＿＿＿、＿＿＿＿、四个阶段。
2. 据研究使用的手段，护理心理学的研究方法可分为＿＿＿＿、＿＿＿＿、＿＿＿＿和＿＿＿＿。
3. 精神分析理论的创始人是＿＿＿＿，行为主义的创始人是＿＿＿＿。
4. 调查法是通过晤谈＿＿＿＿、＿＿＿＿和＿＿＿＿等方式获得资料并加以分析的方法。

5. 精神分析的人格理论中遵循快乐原则的是＿＿＿＿，而遵循现实原则的是＿＿＿＿。

三、选择题

1. 关于护理心理学表述不正确的是（　　）
   A. 交叉学科
   B. 边缘学科
   C. 思想教育学科
   D. 心理学的重要分支
   E. 护理学的重要分支
2. 护理心理学的研究对象不包括（　　）
   A. 患者　　　B. 亚健康状态的人
   C. 健康人　　D. 社会工作者
   E. 护士
3. 关于生物-心理-社会医学模式不正确的观

点为（　　）

A. 人是一个完整的系统

B. 心身是相互联系的

C. 人与环境是紧密联系的

D. 心理因素在调节和适应中有能动作用

E. 生物因素在疾病发生发展中起主导作用

4. 现代护理观主要体现在（　　）

A. 从疾病护理转变为心身整体护理

B. 护理理论与实践拓展到心理、行为、社会

C. 护理对象从个体到群体

D. 以上都是

E. 以上都不是

5. 在德国莱比锡大学建立世界上第一个心理实验室，使心理学成为一门独立科学的学者是（　　）

A. 冯特　　　B. 华生　　　C. 斯金纳

D. 弗洛伊德　E. 马斯洛

6. 用标准化量表对个体的心理特征进行研究的方法是（　　）

A. 实验法　　B. 观察法　　C. 调查法

D. 测验法　　E. 问卷法

7. 认为人类行为是由某种潜意识动机驱使的心理学观点是（　　）

A. 行为主义理论的观点

B. 生物学的观点

C. 人本主义理论的观点

D. 精神分析理论的观点

E. 认知理论的观点

8. 主张抛开意识，探索刺激与不良反应联系的心理学理论是（　　）

A. 行为主义理论　　B. 人本主义理论

C. 认知理论　　　　D. 社会心理学理论

E. 精神分析理论

9. 在心理学发展过程中，属于人本主义心理学流派的心理学家是（　　）

A. 弗洛伊德　B. 罗杰斯　　C. 华生

D. 斯金纳　　E. 巴甫洛夫

10. 某研究发现近 40%的少年犯来自单亲家庭，请问该研究最有可能使用的研究方法是（　　）

A. 调查法　　　　B. 个案法

C. 自然观察法　　D. 实验法

E. 测验法

四、简答题

1. 护理心理学研究任务是什么？

2. 简述学习护理心理学的意义。

3. 简述行为主义的基本观点。

五、案例分析

在诊治疾病时，总是从人的自然属性-生物学特性上进行思考，总是试图在器官、细胞或生物大分子上寻找形态上、生物化学上的变化，以确定疾病诊断，用手术、药物、理疗等方法改变病理变化。这种观点反映了哪种医学模式？该医学模式有哪些局限性？树立现代新的医学模式观念对临床护理工作具有哪些重要意义？

（付晓东）

第2章 心理学基础

心理学基础是心理学的基础学科。它研究心理学基本原理和心理现象的一般规律，涉及广泛的领域，包括心理的实质和结构，心理学的体系和方法论问题，以及感知觉与注意、学习与记忆、思维与言语、情绪情感与动机意识、个性倾向性与能力、性格、气质等一些基本的心理现象及其有关的生物学基础。

心理学的研究以描述、解释、预测和控制心理与行为为目标，增进人类的自我了解，帮助人类的自我改善，提高人类的生活质量。描述是客观地呈现所研究问题的事实，不涉及价值判断，也不寻求造成事实的原因。准确描述是正确解释的前提，是科学研究的起始目标。描述性研究通常是对典型行为进行系统观察和详细记录，进而予以命名和分类。解释是揭示客观事实形成的原因，分析现象间的因果联系。正确解释是有效预测和控制的前提，是科学研究的关键。心理学家们总是试图在实验的基础上建构理论，并通过新的实验去检验和完善。由于存在多因一果和因果交互作用的现象，加之不同的实验设计所控制的条件不同，就会出现一种现象的多种理论解释。预测是根据已有的知识和信息去估计某种事物或现象在将来发生的可能性。预测力是判断理论优劣的重要标准。相对于"事后诸葛"式的解释，人们更需要事前准确的预测。预测虽然可行，却是有条件的，既要考虑已有的研究基础，还要考虑事实的发展变化，尤其是对人的发展的预测，要相当谨慎，否则会产生难以弥补的负面效应。控制是采取有效措施，使事物朝着人们所期望的方向发展，避免消极事件的发生或将其危害减少到最小。控制的方法，通常是根据预期结果改变行为发生的条件。

心理护理是借助心理学的基本原理和技术为护理服务对象实施护理的重要方法之一，作为护理专业学生，应该掌握基本的心理学理论、知识和技术，为进一步从事护理工作奠定理论和方法基础。

第1节 心理学概述

● 案例 2-1

小玲来自困难家庭的护理学生，父母在家耕作并且体弱多病，小玲自小就有学习医学的愿望。高考后毅然报考医学院校，在学校三年期间，学习刻苦、认真踏实、努力实践，门门课程取得优异成绩。积极参加大学生"三下乡"社会实践活动，获得国家励志奖学金等多项荣誉。

问题： 小玲报考护理专业的心理过程有哪些改变？

心理学的概念

任何一门学科都有其研究对象，心理学的研究对象就是心理现象（mental phenomenon）。心理现象人皆有之，并且最为复杂。从古至今人们都在关注和探索心理的本质是什么，心理现象是怎么发生和如何发展完善的，心理活动有什么样的规律。这些都是心理学要研究解决的问题。因此，心理学是研究心理现象发生、发展和活动规律的科学。

 心理现象的基本内容

心理现象可以分为心理过程和人格两大类，这两个方面是相互联系、相互依存的。一方面，人格不是独立存在的，是通过心理过程形成和发展的，没有心理过程，人格就无法形成。另一方面，人格又制约着心理过程，使心理过程带有个体的特色。心理现象的结构与关系见图 2-1。

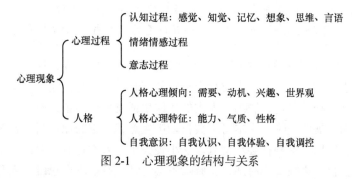

图 2-1 心理现象的结构与关系

（一）心理过程

认知、情绪情感和意志以过程的形式存在，都要经历发生、发展和结束的不同阶段，属于心理过程（mental process）。认知是指人认识世界的过程，包括感觉、知觉、记忆、想象和思维。各种事物作用于感觉器官，使我们看到颜色、听到声音、嗅到气味、触摸到冷热软硬等，这就是感觉；我们还能将事物的各种属性综合起来进行反映，如说到香蕉，我们头脑中反映出香蕉的颜色、气味、味道等属性，这就是知觉；经历过的事物在头脑中留下印象，能够回忆和再认，这就是记忆；把头脑中记忆的形象进行加工改造，形成新形象的过程就是想象；利用头脑中的概念等进行分析、判断、推理、综合的过程就是思维，这些都属于认知这一心理过程。人类在认识客观事物时，会产生喜、怒、哀、惧等情绪以及道德感、理智感、美感等情感；还会在活动中克服困难，主观地、能动地改造世界，表现出人的意志。

（二）人格

人格（personality）也称个性，是指一个人区别于他人的，在不同环境中一贯表现出来的，相对稳定的心理特征的总和，包括人格心理倾向、人格心理特征和自我意识三个方面。

人格的倾向性是人格结构中最活跃的因素，是心理活动的动力系统，包括需要、动机、兴趣、世界观等。人格的心理特征包括能力、气质和性格三个方面。人们在完成某种活动时所具备的心理条件称为能力；在心理活动的速度、强度和稳定性方面的人格特征称为气质；对事物的态度和习惯化的行为方式的人格特征称为性格。人格中的自我调节系统是自我意识。自我意识通过自我认识、自我体验、自我调控对人格的各种成分进行调节。

"狼 孩"

1920年，在印度一个名叫米德纳波尔的小城，人们常见到"神秘的生物"出没于附近森林，一到晚上，有两个用四肢走路的"像人的怪物"尾随在3只狼后面。在狼窝里发现了这两个"怪物"，原来是裸体的女孩。其中大的年约七八岁，小的约两岁。女孩被送到米德纳波尔的孤儿院去抚养，大的叫卡玛拉，小的叫阿玛拉。印度"狼孩"刚被发现时用四肢行走，慢走时膝盖和手着地，快跑时则手掌、脚掌同时着地。她们总是喜欢单独活动，白天躲藏起来，夜间潜行。怕火和光，也怕水，不让人们替她们洗澡。不吃素食而要吃肉，吃时不用手拿，而是放在地上用牙齿撕开吃。每天午夜到清晨三点钟，她们像狼似的引颈长嗥。她们没有感情，只知道饥时觅食，饱则休息，很长时间内对别人不主动产生兴趣。只是在一年之后，当阿玛拉死的时候，人们看到卡玛拉"流了眼泪——两眼各流出一滴泪"。七八岁的卡玛拉刚被发现时，她只懂得一般6个月婴儿所懂得的事，花了很大气力都不能使她很快地适应人类的生活方式，2年后才会直立，6年后才艰难地学会独立行走，但快跑时还得四肢并用。直到死也未能真正学会讲话：4年内只学会6个词，听懂几句简单的话，7岁时才学会45个词并勉强地学几句话。在最后的3年中，卡玛拉终于学会在晚上睡觉，她也害怕黑暗了。卡玛拉死时16岁左右，但她的智力只相当于三四岁的孩子。

"狼孩"的事例告诉了我们一些什么呢？首先，"狼孩"的事实，证明了人类的知识和才能并非天赋的、生来就有的，而是人类社会实践的产物。人不是孤立的，而是高度社会化了的人，脱离了人类的社会环境，脱离了人类的集体生活就形成不了人所固有的特点。而人脑又是物质世界长期发展的产物，它本身不会自动产生意识，它的原材料来自客观外界，来自人们的社会实践。所以，这种社会环境倘若从小丧失了，人类特有的习性、智力和才能就发展不了，一如"狼孩"刚被发现时那样：有嘴不会说话，有脑不会思维，人和野兽的区别也泯灭了。其次，"狼孩"的事例说明了儿童时期在人类身心发育上的重要性。人的一生中，儿童时期在生理上和心理上都是一个迅速发展的时期。例如，仅就脑的重量而言，新生儿平均约390g，9个月的婴儿脑重560g，2.5~3岁的儿童脑重增至900~1011g，7岁儿童约为1280g，而成年人的脑重平均约1400g。这说明在社会环境作用下，儿童的脑获得了迅速发展。正是在儿童时期，逐步学会了直立和说话，学会用脑思维，为以后智力和才能的发展打下了基础。"狼孩"在动物中长大，错过了这种社会实践的机会，使她们的智力水平远远比不上同年岁的正常儿童。

案例2-1分析 小玲父母体弱多病并且家庭困难的个体生活背景，使得她对医疗护理工作在预防疾病、减轻痛苦、恢复健康的作用有感觉、知觉、记忆、想象、思维、言语、兴趣、需要、注意等认知过程变化。她高考后毅然报考医学院校，展现了意志的果断性、坚忍性、自觉性、自制性的品质。小玲在父母、老师和同学们和睦相处中健康成长，性格开朗活泼；对护理专业有浓厚的兴趣，牢记"健康所系性命相关"的誓言，立志要成为具有道德感、理智感和美感的护理学生。

三 心理的实质

（一）心理是脑的功能

从人们的生活经验、生理学的研究、临床医学实践、脑解剖等多个方面证明，心理是随着神经系统的出现而产生，又随着神经系统的发展而完善，由低级向高级逐渐发展起来的。无机物、植物及没有神经系统的动物是没有心理的；无脊椎动物有感觉器官，能够认识事物的个别属性，开始有了感觉这种简单的心理现象；脊椎动物具有脑和脊髓构成的神经系统，能够认识事物的整体属性，产生了知觉这种较高一级的心理现象；而像猩猩等灵长类动物，它们的大脑进一步发展，不仅能够反映事物的外部属性，还能够认识事物之间的联系，可以利用工具解决问题，如能把大小不同的木箱叠加在一起，取到高处的食物，有了思维萌芽的心理现象；人类的神经系统尤其是大脑高度发达，有了思维和意识，才有了心理。所以，心理是脑的机能，尤其是大脑才是从事心理活动的器官。

（二）心理是人脑对客观现实的反映

从产生的方式上看，心理现象就是客观事物作用于感觉器官，通过大脑的活动产生的。因此，脑是心理的器官，但是有了脑而没有客观事物的刺激，心理现象也无法产生。如果把客观现实比作原材料，大脑就相当于加工厂，没有原材料，加工厂也无法生产出任何产品。所以，客观现实是心理的源泉和内容。这个客观现实包括自然界、人类社会和人类自己。虽然他们有健全的大脑，但是他们脱离了人类社会，也不会产生人的心理。

人的一切心理现象都是对客观现实的反映。这种反映是主观的、能动的，而不是像镜子反映物像那样被动地反映。脑对客观事物的主观映像，可以是事物的形象、概念或者是对事物的体验。不同的人或者同一个人的不同时期对同一事物的反映是不同的。就像阅读文学作品时，个人的生活体验、知识水平等的差异性，导致对作品的理解也千差万别。同一个人在不同的年龄阶段对同一文学作品的反映也不尽相同。

> **链接**
>
> **感觉剥夺实验概述**
>
> 　　1954年，加拿大麦克吉尔大学的心理学家首先进行了"感觉剥夺"实验：实验中给被试者戴上半透明的护目镜，使其难以产生视觉；用空气调节器发出的单调声音限制其听觉；手臂戴上纸筒套袖和手套，腿脚用夹板固定，限制其触觉。被试者单独待在实验室里，几小时后开始感到恐慌，进而产生幻觉……在实验室连续待了三四天后，被试者会产生许多病理心理现象：如错觉、幻觉、注意力涣散、思维迟钝、紧张、焦虑、恐惧等，实验后需数日方能恢复正常。这个实验（当然这种非人道的实验现在已经被禁止了）表明：大脑的发育，人的成长成熟是建立在与外界环境广泛接触的基础之上的。创造是人的全部体力和智力都处在高度紧张状态下的有益的创新活动。而人的全部体力和智力从松弛状态转入高度紧张状态，需要给予适度的刺激。缺乏刺激的环境，就培养不出杰出的创造型人才。在没有刺激因素的环境中长期生活，人的意志就会衰退，智慧就会枯竭，理想就会丧失，才能就会退化。只有经常给予适度的刺激，才能激发起人的事业心、责任感和惊人的毅力。因此，对于不同的人才分别给予适度的刺激，是充分发掘他们创造力的一种有效方法。

第2节 认知过程

● 案例2-2

王老师在健康评估课程中设计了医院见习模块，要求学生在观察症状体征、了解药物疗效、手术效果时，随时和患者及家属接触，采用问诊、望诊、触诊、叩诊、听诊、嗅诊了解病人，为疾病的诊断、药疗、康复、健康教育、认识过程纠正提供依据。

问题： 1. 谈谈你是如何理解的认知过程？
　　　　2. 如何培养护士观察病情的认知过程？

认知过程（cognitive process）是人们获得知识和应用知识的过程。人通过认知过程主观、能动地反映着客观事物及事物之间的内在联系，认知过程包括感觉、知觉、记忆、想象和思维等。

一　感觉和知觉

（一）感觉

1. 感觉的概念　感觉（sensation）是人脑对直接作用于感觉器官的客观事物个别属性的反映。虽然感觉只能反映事物的个别属性，如颜色、声音、气味、软硬等，是最简单的心理现象，但是一切较高级、较复杂的心理现象，都是在感觉的基础上产生的。感觉是人认识世界的开始。如果一个人丧失了感觉，就不能产生认知，也不会有情绪情感和意志。如果感觉被剥夺，人的心理就会出现异常。

2. 感觉的种类　根据刺激的来源，感觉可以分为内部感觉和外部感觉。接受机体内部刺激并反映它们属性的感觉称为内部感觉，包括运动觉、平衡觉、机体觉等。接受外部刺激并反映它们属性的感觉称为外部感觉，包括视觉、听觉、嗅觉、味觉、皮肤觉等。

3. 感觉的特性

（1）感受器与适宜刺激：直接接受刺激产生兴奋的装置称为感受器（sensor）。感受器将各种刺激的能量转换为神经冲动，经传入神经到达大脑皮质的特定区域形成感觉。大多数感受器只对一种刺激特别敏感，并且感受器与刺激种类的关系都是固定的，如视觉感受器感受光波的刺激，听觉感受器感受声波的刺激，嗅觉感受器感受有气味气体的刺激等。感觉器官最敏感的那种刺激就是该感受器的适宜刺激（adequate stimulation）。

（2）感受性和感觉阈限：每个人的感觉器官的感受能力是不同的。同样的声波刺激，有人能听到，有的人却听不到，这就是感觉能力的差别。感觉器官对适宜刺激的感受能力称为感受性（sensitivity）。感受性的高低可以用感觉阈限来衡量，能引起感觉的最小刺激量称为感觉阈限（sensory threshold）。感受性与感觉阈限之间成反比，感觉阈限低，感受性高。

感受性可分为绝对感受性和差别感受性，感觉阈限可分为绝对感觉阈限和差别感觉阈限。刚刚能引起感觉的最小刺激强度称为绝对感觉阈限（absolute sensitivity），可以衡量绝对感受性的高低。绝对感觉阈限越小，绝对感受性越高。刚刚能引起差别感觉的最小变化量称为差别感觉阈限（difference sensitivity），可以衡量差别感受性的高低。

（3）感觉适应与感觉后像：感觉适应（sensory adaption）是指在外界刺激的持续作用下，感受性发生变化的现象。"入芝兰之室，久而不闻其香；入鲍鱼之肆，久而不闻其臭"，说的就是嗅觉的适应现象。各种感觉都有适应现象，但适应性的高低有很大差别。嗅觉很快产生适应，痛觉则很难适应。有些感觉适应表现为感受性的降低，有些感觉适应则表现为感受性提高。人从亮的环境到暗的环境，开始看不到东西，后来逐渐看到了东西，这是暗适应；从暗的环境到亮的环境，开始觉得光线刺得眼睛睁不开，很快就不觉得刺眼了，这是明适应。暗适应是感受性增强的现象。在实际生活中，感觉适应是利弊兼具的一种心理现象。

（4）感觉对比与联觉：不同刺激作用于同一感受器时，感受性在强度和性质上发生变化的现象称为感觉对比（sensory contrast）。如灰色在黑色的背景上要比在白色背景上显得更亮一些。人们常说"红花还得绿叶扶"，就是因为有了绿色的对比，红色看起来更加鲜艳了。除了视觉有对比，嗅觉、味觉和皮肤感觉都有对比现象，如患者喝过苦的药水，再吃甜的东西，会觉得更甜；触摸过冷的东西再摸热的东西，觉得更热了。

当我们听到节奏感很强的音乐时，会觉得灯光也和音乐节奏一起闪动。一种感觉引起另一种感觉的现象称为联觉（synesthesia）。联觉现象在日常生活中非常普遍。教室和病房需要安静，其装饰常常采用冷色调，冷色使人感到清凉平静。电冰箱大多数是以白色为主的冷色调，因为红色等暖色调会让人产生其制冷效果不好的错觉。

（5）感觉的补偿：在不同的生活实践中，人的感受性发展也不相同。尤其是通过专门的训练可使人的某种感觉比常人敏感。如调音师的听觉比常人灵敏。如果一个人丧失某种感觉，由于生活的需要，会使其他感觉更加灵敏作为补偿，如盲人的听觉和触觉更加灵敏。

（二）知觉

1. 知觉的概念　知觉（perception）是人脑对直接作用于感觉器官的客观事物整体属性的反映。知觉与感觉都是人脑对直接作用于感觉器官事物的反映，但是感觉只反映事物的个别属性。知觉则反映事物的整体属性。知觉对事物的反映依赖于个人的知识经验，并受人的主观态度影响，而感觉则不依赖于个人的知识和经验。

2. 知觉的分类　依据知觉对象存在的形式分为空间知觉、时间知觉、运动知觉等。

（1）空间知觉（space perception）：是对事物空间特性的反映，它不是天生就有的，是通过后天学习获得的。它包括对物体的大小知觉、形状知觉、方位知觉、距离知觉。

（2）时间知觉（time perception）：是对事物的延续性和顺序性的反映。人可以根据计时器、昼夜交替、四季变换及人体的生物钟等对时间进行知觉。生物钟不仅可以估计时间，还可以调节人的行为活动。人们所从事活动内容的丰富性、对事件所持有的态度和情绪可以影响时间知觉的准确性。

（3）运动知觉（motion perception）：是对物体在空间位移速度的反映。物体位移的速度太快太慢都不产生运动知觉。如光的运动速度非常快，时钟上的时针走得太慢，人们都看不到。

3. 知觉的特性

（1）整体性（comprehensive）：知觉的对象由不同的部分组成，有不同的属性，但我们并不把它感知为个别孤立的部分，而总是把它作为具有一定结构的整体来反映，甚至当某些部分被遮盖或抹去时，我们也能够将零散的部分组织成完整的对象，知觉的这种特性称为知觉的整体性或知觉的组织性。格式塔心理学家曾对知觉的整体性进行过许多研究，提出知觉是把组成事物的各个部分，按照一定的规律，以稳定并且连贯的形式组织起来。

（2）选择性（perceptual selectivity）：每时每刻作用于感觉器官的事物有很多，人不能把所有作用于感觉器官的事物都纳入自己的意识范围，而总是把某一事物作为知觉的对象，周围的事物作为知觉背景。知觉对象清楚突出，而知觉背景模糊不清。这种对外界事物进行选择的知觉特性，称为知觉的选择性。由于知觉选择性，人能集中注意少数重要的刺激或刺激的重要方面，而排除次要刺激的干扰。知觉的对象并不是固定不变的，知觉对象与知觉背景可以发生变化（图2-2）。

（3）恒常性（perceptual constancy）：知觉的恒常性是指由于知识和经验的参与，使知觉并不随着知觉条件的变化而变化。例如，就视觉而言，随着观察的距离、角度和明暗条件不同，视网膜上的物像各不相同，但人们能够校正信息的输入，不至于面对复杂多变的外部环境而不知所措。知觉这种相对稳定的特性，使人能够在不同的情况下，始终按事物的真实面貌来反映事物，从而有效地适应环境。因此，知识经验越丰富，就越有助于知觉对象的恒常性。知觉恒常性现象在视知觉中表现得很明显、很普遍，主要表现为大小恒常性、形状恒常性、明度恒常性、颜色恒常性。

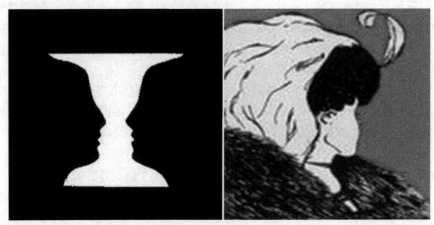

图 2-2　知觉的选择性

（4）理解性（perceptual intelligibility）：知觉的目标之一是以自己的过去经验来解释知觉的对象，并用词汇或概念对其进行命名或归类，即赋予知觉对象一定的意义。人们以已有的知识经验为基础去理解和解释事物，使它具有一定意义的特性，称为知觉的理解性。即便在非常困难的条件下，人也能够依据特别微小而零散的线索试图对知觉对象命名，并把它归入到熟悉的一类事物之中。知觉的理解性是以知识经验为基础的，有关的知识经验越丰富，对知觉对象的理解就越深刻、越全面，知觉也就越迅速、越完整、越正确。如一个经验丰富的护理工作者对疾病和病患的知觉要比新护理工作者快速、深刻、完整。另外，言语对人的知觉具有指导作用。言语提示能在环境相当复杂、外部标志不很明显的情况下，唤起人的回忆，运用过去的经验来进行知觉。言语提示越准确、越具体，对知觉对象的理解也越深刻、越广泛。

案例 2-2 分析　病情观察护理是指对患者的病史和现状进行全面系统的了解，对病情作出综合判断的过程。病史方面，包括患者患病前后的精神体质状况、环境及可能引起疾病的有关因素等情况；现状是指患者对当前病状的诉述。护理人员运用望、闻、问、切四种诊法，对患者的精神、音容、举止、言谈等情况进行细致观察，为诊断、治疗和护理提供可靠的依据。病情观察护理是衡量护理质量的重要标志，在临床护理的重要工作中，细致的观察可以及时、系统、全面地发现病情变化，掌握第一手资料，立即报告医生，得到及时的处理，所以病情观察对于正确地诊断与治疗、控制感染、防止病情恶化、及时抢救等都具有十分重要的意义。

4. 错觉（illusion）　对刺激的主观歪曲的知觉称为错觉。错觉是客观存在的，通过主观无法克服，有固定的倾向。只要具备条件，错觉就必然产生，这是有规律的。错觉有线条长短的错觉、线条方向的错觉等（图 2-3）。电影、电视中的特技镜头和霓虹灯的变换效果等，都是错觉在现实生活中的应用。

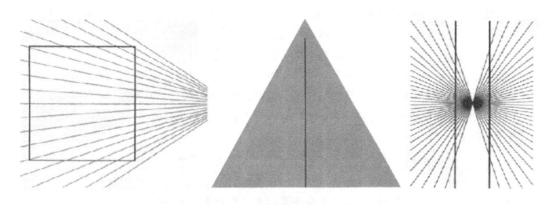

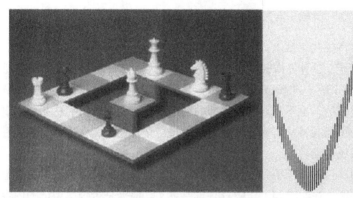

图 2-3　错觉

二 记忆

（一）记忆的概念

记忆（memory）是过去的经验在头脑中的反映。感知觉是反映当前作用于感觉器官的事物，而记忆是对过去经验的反映。凡是过去的经验都可以储存在大脑中，在需要的时候又可以把它们从大脑中提取出来。只有这样，人们才能不断地积累知识和经验，并通过分类、比较等思维活动，认识事物的本质和事物之间的内在联系。所以，记忆是人脑对输入的信息进行储存、编码和提取的过程。因为记忆把过去的心理活动和现在的心理活动联系起来，所以记忆是心理发展的奠基石。通过记忆，人们不断地积累知识与经验，记忆是人类智慧的源泉。

（二）记忆的种类

根据内容，记忆可分为五种。

1. 形象记忆（imaginal memory）　是对感知过的事物形象的记忆。通常以表象形式存在，因此也称表象记忆。这种记忆是对客观事物的形状、大小、体积、颜色、声音、气味、滋味、软硬、温冷等具体形象和外貌的记忆。直观形象性是形象记忆的显著特点。

2. 情景记忆（situational memory）　是指对亲身经历过的事件的记忆，如人对包含时间、地点、人物和情节事件的记忆。

3. 语义记忆（semantic memory）　是用词的形式对事物的性质、意义等方面的记忆，也称逻辑记忆（logic memory）。这种记忆不是保持事物的具体形象，而是以概念、判断、推理等为内容，是人类特有的记忆形式。

4. 情绪记忆（emotional memory）　是对自己体验过的情绪和情感的记忆，也称情感记忆，如对某些事件愉快的记忆，对某些事件痛苦的记忆。情绪记忆常成为人们当前活动的动力，推动人去从事有愉快记忆的活动，回避那些有痛苦记忆的活动。

5. 动作记忆（movement memory）　是对身体的运动状态和动作技能的记忆，也称运动记忆。如某些生活习惯和一些工作生活的技能等，都是动作记忆。这一类记忆比较牢固。

上述记忆的分类是相互联系的，记忆事物时，常有多种记忆形式参与。

● 案例 2-3

手术过程中，麻醉师和器械护士、手术医师及时、准确记录手术名称、麻醉方式、患者的症状体征、输血用量、药物剂量、器械名称、器械数量、手术过程等。

问题：医护人员如何利用记忆能力书写手术过程的医疗文书资料？

（三）记忆的过程

记忆由识记、保持和再现三个基本环节组成。

1. 识记　是记忆的开始，是外界信息输入大脑并进行编码的过程，也是人们学习和取得知识经验的过程。识记可分无意识记（unintentional memory）和有意识记（intentional memory）两种。

无意识记是没有预定目的，也不需要付出努力的识记。一般说来，人们感兴趣的事物、有重大意义的事物、许多知识经验等都可以通过无意识记进行记忆。但是无意识记具有片面性、偶然性等特点，不利于系统地学习知识。

有意识记是事先有明确目的并需要付出努力的识记，如外语单词的记忆。有意识记是系统学习和掌握知识的主要手段，在学习和工作中具有重要意义。根据是否理解识记的内容，有意识记还可分为机械识记和意义识记，意义识记比机械识记持久，并且更易于回忆或再认。

2. 保持　知识经验在大脑中储存和巩固的过程称为保持。保持是一个动态过程，因为随着时间的推移，保持的内容在量和质两方面发生变化。由于每个人的知识和经验不同，信息保持的变化也不尽相同。识记获得知识经验，保持把识记的内容储存在大脑中，识记的次数越多，知识和经验保持得越牢固。

3. 再现　又包括回忆和再认，回忆和再认是对储存的信息进行提取的过程。从大脑中提取知识经验的过程称为回忆；如果识记过的材料重现在眼前，再从大脑中提取的过程称为再认。再认和回忆都是从大脑中提取已经储存的信息，只是形式不一样。

记忆的过程是一个完整的过程，这个过程的三个环节是密不可分的，缺少任何一个环节记忆都不能完成。识记是保持和回忆的前提，没有识记就没有保持，更不会有回忆和再认；识记了没有保持，就不会有回忆和再认，保持是识记和回忆的中间环节；回忆是识记和保持的结果，有助于所学知识的巩固或经验的获得。

（四）记忆的系统

根据信息的编码、储存时间和信息提取方式的不同，记忆可分为瞬时记忆、短时记忆和长时记忆三种记忆系统（three types of memory system）。

1. 瞬时记忆（immediate memory）　又称感觉记忆或感觉登记，是指外界刺激以极短的时间呈现一次后，信息在感觉通道内迅速被登记并保留一瞬间的记忆。瞬时记忆的信息以感觉的形式保存，以刺激的物理特性进行编码。前面所说的感觉后像就是一种感觉记忆。瞬时记忆的容量很大，但保留的时间很短，图像记忆保存 0.25~1.0 秒，声像记忆可超过 1.0 秒，瞬时记忆经过注意可转入短时记忆。

2. **短时记忆**（short-term memory） 是指外界刺激以极短的时间一次呈现后，保持时间在1分钟内的记忆。在短时记忆对信息的编码方式中，语言材料多为听觉形式编码，非语言材料以视觉表象为主。短时记忆既有从瞬时记忆中转来的信息，也有从长时记忆中提取出来的信息，都是当前正在加工的信息，因此是可以被意识到的。短时记忆的容量在（7±2）个项目（项目是记忆单位，可以是字、词或短语等）。短时记忆中的信息经过复述可以进入长时记忆，如果不复述则随时间延长而自动消失。

3. **长时记忆**（long-term memory） 是指信息保持时间大于1分钟的记忆。长时记忆的信息保持时间可以是几分钟、几天、几个月、几年甚至终生难忘。长时记忆的容量无论是信息种类还是信息数量都很大。长时记忆的信息编码有语义编码和形象编码。研究表明，长时记忆的材料组织程度越高，越容易提取。长时记忆储存的信息因为自然衰退或者受到干扰，会产生遗忘。

（五）记忆的品质

人的记忆存在极大的差异，主要体现在记忆的四个品质上。

1. **记忆的敏捷性** 是指识记速度快慢方面的特征。识记敏捷的人，在一定时间内，记住的内容多、速度快。"过目成诵"指的就是记忆敏捷。

2. **记忆的持久性** 是指识记事物保持时间长短方面的特征。记忆持久的人，记忆知识的巩固程度好，能保持较长时间。

3. **记忆的准确性** 是指对记忆内容的识记、保持和提取的精确程度方面的特征。记忆准确的人，回忆起来的事物与原来识记过的材料完全相符，没有歪曲和遗漏，也没有减少或增多，这是最重要的记忆品质。如果缺乏记忆的准确性，则记得再快、再牢也是无意义的。汉末学者蔡邕的400篇作品，是他被害后，由女儿蔡文姬准确无误地背出来才得以流传至今。记忆的准确性依赖于对事物是非的辨别能力。因此，识记时要准确识别事物的本质属性。

4. **记忆的准备性** 是指从记忆中提取所需知识速度快慢方面的特征。准备性强的人，记忆的知识处于活跃状态，能随时提取出来用以解决有关问题。在知识竞赛中，虽然大家都掌握了回答某些问题的有关知识，但有的人反应很快，有的人反应很慢，这就是记忆准备性品质的差异。

（六）遗忘及其规律

1. **遗忘的概念** 如果储存在大脑中的信息既不能回忆也不能再认，或者发生了错误的回忆或再认，就是发生了遗忘（forgetting）。遗忘可能是永久性遗忘，如果不重新学习，就永远不能回忆或者再认；也可能是暂时性不能回忆或者再认，在适当条件下还可以再恢复。

2. **遗忘的原因** 遗忘可能是由于储存的信息没有得到强化而逐渐减弱直至消退，也可能是前后获得的信息相互干扰。先前学习获得的信息对新近的学习产生干扰，称为前摄抑制；后来学习获得的信息对新近的学习产生干扰，称为倒摄抑制。

3. **遗忘的规律** 德国心理学家艾宾浩斯（Herann Ebbinghaus，1850—1909）是研究记忆和遗忘的创始人。他在识记后不同的时间间隔里检查被试者的记忆保存量，结果发现，在识记的最初阶段遗忘的速度很快，但是，随着时间的推移，遗忘的速度越来越慢，他的研究成果证明了遗忘的规律。后人用他的实验数据，以间隔的时间为横坐标，以保存量为纵坐标，绘制了遗忘进程曲线（图2-4），从遗忘曲线上看，遗忘

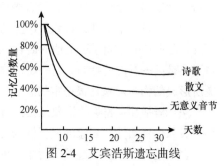

图 2-4　艾宾浩斯遗忘曲线

的速度是越来越慢。

在学习知识时，为了取得良好的记忆效果，根据先快后慢这一遗忘规律，我们应该及时复习，否则会影响记忆的效果。如果在尚未遗忘多少的时候进行复习，就能取得事半功倍的效果。

遗忘还受个人兴趣、爱好，以及信息是否有意义、是否能够理解等因素的影响。个体感兴趣的信息，或者自认为对自己很重要的信息，或者能够真正理解其含义的信息不容易遗忘。要增强记忆力，就应该根据这些记忆的规律，在实践中培养良好的记忆品质，如培养兴趣爱好、明确目的、加强理解、减少干扰。

案例 2-3 分析 手术指医护人员用医疗器械对患者身体进行的切除、缝合等治疗。以刀、剪、针等器械在人体局部进行的操作，来维持患者的健康。手术是外科的主要治疗方法，俗称"开刀"。目的是医治或诊断疾病，如去除病变组织、修复损伤、移植器官、改善机体的功能和形态等。每次手术后，应由手术者写手术记录。首先要注明手术日期、术前诊断、术后诊断、手术名称、手术者、麻醉师姓名和麻醉方法等基本项目。

记录本身应包括以下各项：①患者体位、皮肤准备及其切口。②探查有关脏器、组织及主要病理所见。与临床诊断不符时，更要详细记录。③决定所施手术方法的原因。④手术的重要步骤，包括缝合方式、所用缝线、有无引流或固定等。最好能绘图说明。⑤手术时及术终时患者情况，术中的用药和输血、输液等治疗项目，麻醉效果是否良好等。⑥病变标本肉眼所见，是否送病理科检查等。

临床病情观察，在整体治疗过程中起到指导作用，精确完整的观察为治疗方案和护理措施提供第一手资料，使患者得到最完善的护理，同时，通过对患者的观察，促进护士与患者间的沟通，患者会感到自己一直是在接受护士的重视和爱护，从而增加安全感，树立战胜疾病的信心。

（七）表象

1. 表象的概念　表象（image）是感知过的事物形象在头脑中的再现，是形象记忆。表象的内容不是关于事物的概念或者语言描述，而是事物的形象。

2. 表象的特征

（1）直观形象性：因为表象是对事物形象的再现，所以表象最重要的特征就是具有直观形象性。通过表象，人们积累感性知识，一个人去过的地方、见过的人越多，他的表象内容就越丰富。

（2）可操作性：表象在我们的头脑中可以缩小，可以放大，还可以翻转，这种特性称为表象的可操作性。正是因为这个特征，表象可以为想象提供素材。想象对已有的表象进行加工和改造，创造出新形象。所以，没有表象提供素材，就没有想象。

（3）片段不稳定性：表象所产生的物体形象是不完整、不稳定的。就像我们回忆起以前的朋友，在头脑中可能浮现出他的面容、或者身材、或者表情，像电影镜头一样，可能是全景的，也可能是某一局部的特写，这一特性称为表象的片段不稳定性。这一特点与知觉形象不同，知觉所形成的物体形象是很稳定的。

（4）概括性：表象的形象是去掉事物的一些次要特征而保留了事物的主要特征，这种特性称为表象的概括性。表象的概括性与思维的概括性相比，是初级的。

表象是感知向思维过渡的桥梁，在心理发展过程中是感知向思维过渡的中间环节，没有表象，就没有思维。

案例 2-4

在重症监护病房里，一位高血压危象的 60 岁男性患者，合并糖尿病、肺炎，主治医师申请，要求心血管疾病、内分泌疾病、呼吸系统疾病的专家帮助会诊。

问题： 1. 对危重症患者为什么要请医学专家会诊？其临床思维及医学行为如何训练？

2. 专家会诊后应注意什么？

三 思维与想象

（一）思维

1. **思维的概念** 思维（thinking）是人脑对客观事物的本质和事物之间内在联系的反映。在思维的形式上，思维是对客观事物间接的和概括的反映；在反映客观事物的时间上，思维可以反映当前的事物，也可以反映过去的事物甚至未发生的事物。

2. **思维的特征** 思维作为事物内在联系的反映形式，具有间接性和概括性的特征。

（1）间接性：思维对客观事物的反映不是直接的，而是根据以往的经验或者以其他事物为媒介，对没有直接作用于感觉器官的客观事物加以认识和反映，这就是思维的间接性。例如，早上起来看到大地很湿，可以推断出昨天夜里下了雨。虽然没有亲眼看见下雨，但是从眼前的情景可以推断出来。再如，临床医生通过对患者心脏的听诊，以及通过心电图等手段来了解心脏的状况。另外，由于思维的间接性，人们可以对尚未发生的事物作出预见，如气象台的天气预报等。

（2）概括性：思维可以把某一类事物的共同属性抽取出来，形成这一类事物共同的、本质的及规律性的认识，这就是思维的概括性。一个概念概括了一类事物的共同属性，以词的形式表现出来。例如，把各种蔬菜的共同特点抽取出来加以概括，形成蔬菜的概念；把各种水果的共同特点抽取出来加以概括，形成水果的概念。概念的形成，先是把事物的特性从事物本身中抽取出来，然后再把抽取出来的事物的属性加以分类，用词语把这一类事物标记出来，这就是思维的概括。思维的概括水平随着知识的丰富、经验的增多、语言的发展，由低级向高级不断发展。思维的概括水平越高，越能认识事物的本质和规律。

3. **思维的种类**

（1）根据思维的形态，思维可以分为动作思维、形象思维和抽象思维。动作思维（action thinking）是在思维过程中，以实际动作为支撑的思维。婴幼儿掌握的语言少，其思维方式主要靠动作思维来解决问题。动作思维具有直观和具体的特点。形象思维（imaginal thinking）是用表象来解决问题的思维。如作家在文艺作品中塑造人物形象，建筑设计师设计房屋都是形象思维。抽象思维（abstract thinking）是以概念、判断、推理的形式来反映客观事物的运动规律、本质特征和内在联系的认识过程。如医生将患者的症状、体征及实验室检查等因素结合在一起，进行思考得出临床诊断的过程。抽象思维是发展较晚的一种高级形式。

一般情况下，成人在解决问题进行思维时，往往是三种思维相互联系、交叉运用的。由于任务不同，三种思维参与的程度也不同。

（2）根据思维的方向，思维可以分为聚合思维和发散思维。聚合思维（convergent thinking）是把可以解决问题的各种信息集中起来得出最好的答案，称为求同思维。如标准化考试中的单项选择题，就是在几个答案中选择一个最佳答案。发散思维（divergent thinking）是沿着不同的方向或者从不同角度探索解决问题答案的思维，也称求异思维。当解决问题不止一个方法或者没有现成的经验可以借鉴时，就需要发散思维。

（3）根据思维是否具有创造性，思维可分为再造思维和创造思维。再造思维（reproductive thinking）是用已知的方法解决问题的思维。这种思维在解决问题时既规范又可以节约时间。创造思维（creative thinking）是用独创的方法解决问题的思维，是智力水平高度发展的表现，创造性思维可以带来更高的社会价值。

4. 思维的操作过程　思维过程是通过把新输入的信息与原来储存的信息进行分析与综合、抽象与概括、分类与比较等一系列活动，来揭示事物本质的特征及事物之间内在的、规律性的联系。

（1）分析与综合：分析是将事物整体分解为各个部分或各个属性的思维过程；综合是将事物的各个部分或各个属性结合起来形成一个整体的过程。分析与综合是同一思维过程中相反而又紧密联系的两个方面。在分析与综合的过程中，达到认识事物本质的目的。

（2）抽象与概括：抽象是舍弃事物的非本质属性和特征，而抽取事物的共同属性和本质特征的思维过程；概括是把抽取出来的共同属性和特征结合在一起并推广到同类的其他事物中去的思维过程。

（3）分类与比较：分类是根据不同事物之间的共同点、不同点，以及事物的主要特征和次要特征把事物归入相应的某一类；比较是把不同的事物或现象放在一起，确定它们的共同点、不同点及其相互关系。

5. 问题解决的思维过程　认知心理学研究思维的一个途径就是问题解决。问题解决是一个非常复杂的心理过程，其中最为关键的是思维活动。解决问题的思维过程，可分为发现问题、分析问题、提出假设和检验假设四个阶段。

（1）发现问题：是解决问题的开始阶段，是看清楚问题并产生解决问题的需要和动机。这与个体的认知水平、知识经验、需要和动机等因素有关。认知水平高、知识经验丰富、求知欲旺盛的人，容易发现问题。

（2）分析问题：就是找出问题的关键所在，找出问题的主要矛盾和矛盾的主要方面。通过分析，可以把握问题的实质，确定解决问题的方向。

（3）提出假设：就是根据问题的性质、已有的知识经验、以前解决类似问题所用的策略等因素，找出解决问题的原则、途径和方法。提出假设不一定一次成功，往往要经过多次的尝试之后才能找到正确的解决方案。

（4）检验假设：要查明假设是否正确，必须通过实践证明。如果假设在实践中多次验证获得成功，问题得到了解决，就证明假设是正确的。反之，假设是错误的，就需要另外寻找解决问题的方案，重新提出假设。

在现实中不能机械地去应用以上所说的问题解决的步骤，因为实际的思维过程不会按照一个步骤接着一个步骤那样按部就班地进行，而是一个反复的、曲折的过程。

6. 问题解决的策略

（1）算法策略：是在问题空间中随机搜索所有可能的解决问题的方案，直至选择一种有效解决问题的方法。采用算法策略可以保证问题的解决，但是需要花费大量的时间和精力进行反复的尝试。

（2）启发法：是根据一定的经验，在问题空间内进行较少的搜索，以达到问题解决的一种方法。启发法不能保证问题解决的成功，但这种方法比较省时省力。启发法有手段-目的分析法、逆向搜索法及爬山法。手段-目的分析法是将需要达到问题的目标状态分成若干子目标，通过实现一系列的子目标最终达到总目标的方法；逆向搜索法是从问题的目标状态开始搜索，直至找到通往初始状态的通路或方法；爬山法是采用一定的方法，逐步降低初始状态和目标状态的距离，以达到问题解决的一种方法。

7. 影响问题解决的心理因素　影响问题解决的因素有自然因素、社会因素和心理因素。这里只介绍几种影响问题解决的心理因素。

（1）迁移：是指已有的知识、经验和技能对学习新知识、获得新经验、掌握新技能产生的影响。如果这种影响是有利的、积极的，就是正迁移。如果这种影响是阻碍的、消极的，就是负迁移。例如，学习汉语拼音会妨碍英语的学习，这是负迁移。

（2）定势：是指从事某种活动前的心理准备对后边活动的影响。已有的知识经验，或者刚获得的经验都会使人产生定势。定势可以使我们在从事某些活动时相当熟练甚至达到自动化，节省很多时间和精力。但是，定势也会束缚人们的思维，使人们只用常规方法去解决问题，而不求用其他"捷径"突破，因而也会给解决问题带来一些消极影响。不仅在思考和解决问题时会出现定势，在认识他人、与人交往的过程中也会受心理定势的影响。

（3）原型启发：从实际生活中受到启发而找到问题解决的途径或方法称为原型启发。产生启发作用的事物称为原型。例如，瓦特看到水开时产生的蒸汽把壶盖顶起来，受到启发，发明了蒸汽机。但不是有了原型就一定会有原型启发。

（二）想象

1. 想象的概念　想象（imagination）是大脑对已有的表象进行加工和改造，进而创造新形象的过程。这是一个形象思维的过程。例如，人们看小说时，在头脑中产生的各种情景和人物形象就是想象活动的结果。新颖性和形象性是想象的基本特征。

2. 想象的分类　按照是否有目的、有意识，想象分为无意想象和有意想象。

（1）无意想象：没有预定的目的，在某种刺激下，不由自主产生的想象称为无意想象。如在溶洞中看到形状各异的钟乳石，我们根据它的形状，把它想象成现实中的事物。梦是一种无意想象，没有目的，不受意识支配，而且内容往往脱离现实，不合逻辑。如果一个人总能听见现实中本不存在的声音，或者看见现实中不存在的物体，这就是出现了幻觉。幻觉是在精神异常状态下产生的无意想象。

（2）有意想象：有目的、有意识进行的想象是有意想象。有意想象又分为再造想象、创造想象和幻想。

当我们在阅读文学作品中的人物描述时，头脑中会产生一个活生生的人物形象，这种根据语言描述或图标模式的示意，在头脑中形成相应形象的想象称为再造想象。在再造想象过程中，我们会运用自己的感知觉材料和记忆表象作部分的补充。

不依据现成的描述和图示，创造出新形象的过程称为创造想象。如科学家的创造发明，服装设计师设计的新款服装，画家构思绘制的图画等。创造想象具有首创性的特点，比再造想象要复杂、困难得多。

3. 想象与表象的区别　想象来源于表象却不等同于表象。表象是大脑中过去已知事物形象的再现，属于形象记忆；而想象则是通过对表象的加工和改造，创造新形象的思维过程，属于形象思维。例如，在文学作品中，作家把在日常生活中接触过的人物形象进行分析归类，将一些典型的特点集中在某一个人身上，从而创造出新的人物形象。想象出来的这个新人物形象既是现实生活中的某一个人，但又不全是，还有其他人的某些特点。所以想象是来源于现实生活，以表象为基本素材，借助表象的某些方面创造出来的新形象，它可以是世上尚不存在的或根本不可能存在的事物形象。

四 注意

（一）注意的概念

注意（attention）是心理活动对一定对象的指向和集中。指向是指心理活动总是选择某一对象，同时舍弃其他对象。集中是指心理活动停留在某一对象并保持一定的紧张度和强度。如外科医生做手术时，注意集中在手术操作中。注意能使选择对象处于心理活动的中心并努力维持，是主动进行的。

注意不是一种心理过程，而是一种始终与心理活动相伴随的心理状态。也就是说，注意是心理活动总是指向和集中在某些对象上的这种状态。离开心理过程，注意就不存在；离开注意，心理过程也无法进行。注意不能反映事物的属性、特点，只能保证心理过程朝着目标进行，及时准确地反映客观事物及其变化。

（二）注意的种类

根据产生和保持注意有无目的性和意志努力的程度不同，可以把注意分为无意注意、有意注意和有意后注意三类。

1. 无意注意　没有预定目的、不需要意志努力维持的注意称为无意注意。无意注意是由外界事物引起来不自主的注意，因此也称不随意注意。如上课时大家正在专心听讲，教室的门突然被人打开，有人不由得看了一眼，这就是无意注意。引起无意注意的原因，一方面有刺激本身的特征，如新颖的、奇异的、变化的、对比鲜明的、突然出现的、强度大的刺激；另一方面还包括人的主观特征，如个人的兴趣、爱好、需要、情绪等。

2. 有意注意　有预定目的、需要付出一定意志努力维持的注意，称为有意注意，也称随意注意。有意注意是一种主动的服从注意对象的状态，受人的意识支配。如学生上课认真听老师授课，护理工作者进行静脉注射等护理操作，这些都是需要意志努力维持的有意注意。有意注意是在无意注意的基础上发展起来的、人类所特有的一种心理现象。有意注意可以提高工作和学习的效率，因此要培养有意注意。可以通过加深对目的、任务的理解，培养和提高兴趣，增强抗干扰的能力等途径来保持有意注意。

3. 有意后注意　既有目的、又不需要意志努力维持的注意是有意后注意，也称随意后注意。当我们刚学骑自行车时，特别小心、精力集中，这是有意注意。当把自行车作为交通工具，骑自行车已经变成一种熟练的技能时，骑自行车就不需要特别关注，只在交通拥挤的复杂情况时稍加注意就行了，这时骑自行车就成了有意后注意。有意后注意是在有意注意的基础上发展起来的，具有高度的稳定性。一些活动和操作变成有意后注意，将会节省人的精力，对完成长期任务有积极的意义。

在每个人的心理活动中，都有这三种注意类型。无意注意可以转化为有意注意，有意注意可以转化为有意后注意，三种注意类型的相互转化，才能保证人们学习和工作的效率。

（三）注意的品质

1. 注意广度　在同一时间内，意识所能清楚地把握注意对象的数量，称为注意广度，又称注意范围。注意范围与任务的难易程度，注意的对象是否集中，是否有联系、有规律有关，还与个体的知识经验、情绪有关。只有具备一定的注意广度这一品质，才能"眼观六路，耳听八方"，将复杂的注意对象"尽收眼底"。

2. 注意的稳定性　注意集中于选择对象持续的时间，称为注意的稳定性。注意维持的时间越长，稳定性越高。注意的稳定性高低能够直接影响学习和工作的效率，并且有较大的个体差异。注意稳定性除与个体的个性特征有关，还与后天的专门训练有关。

人的注意不是长时间固定不变的，而是呈现周期性的增强和减弱的现象，这个现象称为注意起伏或者注意动摇。这是由生理过程的周期性变化引起的，是普遍存在的现象，注意起伏通过主观无法克服。

当注意被无关对象吸引而离开了心理活动所要指向的对象时，称为注意分散，这也是我们平时所说的分心。分心使学习和工作的效率下降，是一种需要克服的不良的注意品质。

3. 注意分配 在同一时间内，把注意指向不同的对象，同时从事两种或两种以上不同活动的现象，称为注意的分配。如有人一边看电视一边织毛衣，有人一边看小说一边听音乐，护理工作者一边进行注射操作，一边观察患者的情况。这些现象都说明注意是可以分配的。但是，注意分配也是有条件的，当所从事的活动至少有一种活动非常熟练时，才能进行注意分配。例如，让写字不熟练的小学生一边听讲一边记笔记，就会出现听讲忘了记笔记或者记笔记忘了听讲的情况。只有在写字非常熟练时，才能一边听讲一边记笔记。另外，所从事的活动之间要存在内在联系，如果没有内在联系，也很难做到注意分配。如在弹奏歌曲的同时演唱，必须是同一首歌，才能进行注意分配。人无法弹奏一首曲子而演唱另外一首歌曲。通过训练使操作技能熟练，就可以提高注意的分配能力，进而提高工作效率。

4. 注意转移 由于任务的变化，注意由当前的对象转移到其他对象上去的现象，称为注意转移。注意转移不同于注意分散，前者是根据任务的要求，主动转移到另一种对象上；后者是被动离开，转移到无关的对象上。注意转移的速度，取决于个体对前后两种活动的态度，也受个性的影响。

注意力是有个体差异的。可以通过有意识地训练，改善注意的品质，提高注意能力，如培养对学习的兴趣，增强对工作的责任感，增强事业成功的动机，培养坚强的意志，养成良好的习惯等。

案例 2-4 分析 医学专家会诊由 2 个以上不同专科的有一定资历的医生共同诊断疑难病症，可延伸为多人共同来解决某一个难题或研究某个问题。

1. 主治医师汇报病历，内容包括：患者的病史、症状、主要阳性体征、辅助检查、临床诊断、治疗方案、疗效、目前存在的问题。副主任以上医师补充诊治情况。主持会诊者听取汇报，翻阅病历，带领参加会诊的各级医师进病房，与患者或家属沟通，进一步收集信息，详细查体，查体过程中注意保护患者的隐私。

2. 会诊讨论由查房者主持，常采用先民主后集中的形式，首先是各级医师发表自己的意见，然后其他组医师发表意见，最后由主持人总结分析，补充或更正诊断，提出进一步检查项目和治疗处置方案。

3. 全科会诊也兼有教学查房的功能，是实习医师、进修医师等各级医师学习和交流的机会，应大胆发言讨论，提出问题，解决问题。

会诊后注意事项：

1. 经治医师认真书写会诊记录，真实完整地表达全科讨论情况。本组的主治医师或主治以上医师告知患者或家属会诊结论，特殊检查及治疗征得患者及家属知情同意并签字后方可实施。

2. 及时执行会诊确定的诊疗方案。会诊主持者在 24 小时内检查经治医师记录情况和医嘱执行情况。科室建立全科会诊记录本，指定专人将每次全科会诊内容记录下来。

第3节 情绪与情感过程

人在认识和改造客观世界的实践活动中，会表现出喜、怒、哀、恨等态度体验，这就是人的情绪和情感过程。

情绪与情感概述

情绪（emotion）和情感（feeling）是人对客观事物是否满足自己的需要而产生的态度体验。客观事物是情绪情感产生的来源，需要是情绪情感产生的基础。如果外界事物符合主体需要，就会引起积极的情绪体验，否则会引起消极的情绪体验。另外，情绪和情感是一种主观感受或者内向体验，它能够扩大或缩小、加强或减弱内在需要，使人更易于适应复杂多变的环境。

一个人的情绪和情感可以通过他的外部表现看出来。人的表情就是情绪情感变化的外部表现，人的表情包括面部表情、身体表情和语言表情。表情既有先天的，又有后天模仿的，它以复杂的方式传递着交际的信息，使人们相互了解，帮助人辨认当时所处的人际环境，从而产生适应的反应。

（一）情绪与情感的区别与联系

1. 区别　情绪是人对客观事物是否符合自己需要的简单的体验，较低级，人和动物共有。如面对美好的事物，人会非常愉悦；对危及生命安全的事件，人会产生恐惧。情感是与人的社会需要相关联的体验，是高级的、复杂的、人类特有的。情绪具有冲动性、情境性和不稳定性的特点；情感具有深刻性、稳定性和持久性的特点。

2. 联系　情绪依赖于情感，情感也依赖于情绪。人的情感总是在各种不断变化的情绪中体现出来。离开具体的情绪过程，情感就不存在。如爱国主义情感在不同情况下的表现不同，当看到祖国遭受列强践踏时无比愤怒，当看到祖国日新月异的发展时非常喜悦。

（二）情绪与情感的功能

1. 适应　情绪和情感是机体生存、发展和适应环境的重要手段，有利于服务、改善人的生存和生活条件。如婴儿通过情绪反应与成人交流，以便得到更好的抚养。人们也可以通过察言观色了解他人的情绪状态来决定自己的对策，维持正常的人际交往。这些都是为了更好地适应环境，以便更好地发展。

2. 动机　内驱力是激活机体行动的动力，而情绪和情感可以使内驱力提供的信号产生放大和增强的作用。

3. 组织　情绪和情感对其他心理活动具有组织作用。因为积极的情绪和情感对活动起着促进作用，消极的情绪和情感对活动起着阻碍作用。这种作用与情绪和情感的强度有关，中等强度愉快的情绪和情感有利于人的认识活动和操作的效果。

4. 信号　情绪和情感具有传递信息、沟通思想的功能，这项功能是通过情绪情感的外部表现也就是表情实现的。表情还与身体的健康状况有关，是医生诊断病情的指标之一。

（三）情绪情感的维度及其两极化

对情绪情感可以从强度、动力性、激动度和紧张度几方面来进行度量，即情绪情感变化有不同的维度。每一维度都具有两种对立状态，如爱与恨、喜悦与悲伤等。这两种对立状态构成了情绪情感的两极。情绪情感的强度有强和弱两极，动力性有增加和减弱两极，激动度有激动和平静两极，紧张度有紧张和轻松两极。

情绪与人的行为和健康

（一）情绪和情感的分类

1. **情绪的基本分类** 我国最早的情绪分类思想来源于《礼记》,其中记载人的情绪有"七情"分法,即喜、怒、哀、惧、爱、恶、欲七种基本情绪。从生物进化的角度来看,人的情绪可分为基本情绪和复合情绪。基本情绪是人与动物共有的,每一种基本情绪都具有独特的神经生理机制、内部体验和外部表现,并有不同的适应功能。20世纪70年代,美国心理学家伊扎德(C.E.Izard)用因素分析的方法提出人类的基本情绪有11种,即兴趣、惊奇、痛苦、厌恶、愉快、愤怒、恐惧、悲伤、害羞、轻蔑和自罪感等。美国心理学家普拉切克(Plutchik)提出了八种基本情绪:悲痛、恐惧、惊奇、接受、狂喜、狂怒、警惕、憎恨。但一般认为有四种基本情绪,即快乐、愤怒、悲哀和恐惧。

（1）快乐:快乐是指一个人盼望和追求的目的达到后产生的良好情绪体验。由于需要得到满足,愿望得以实现,心理的急迫感和紧张感解除,快乐随之而生。快乐有强度的差异,从愉快、兴奋到狂喜,这种差异是和所追求的目的对自身的意义以及实现的难易程度有关。

（2）愤怒:愤怒是指所追求的目的受到阻碍,愿望无法实现时产生的情绪体验。愤怒时紧张感增加,有时不能自我控制,甚至出现攻击行为。愤怒也有程度上的区别,一般的愿望无法实现时,只会感到不快或生气,但当遇到不合理的阻碍或恶意的破坏时,愤怒会急剧爆发。这种情绪对人的身心的伤害也是明显的。

（3）悲哀:悲哀是指心爱的事物失去时,或理想和愿望破灭时产生的情绪体验。悲哀的程度取决于失去的事物对自己的重要性和价值。悲哀时带来紧张的释放会导致哭泣。悲哀并不总是消极的,它有时能够转化为前进的动力。

（4）恐惧:恐惧是企图摆脱和逃避某种危险情景而又无力应付时产生的情绪体验。恐惧的产生不仅仅由于危险情景的存在,还与个人排除危险的能力和应付危险的手段有关。一个初次出海的人遇到惊涛骇浪或者鲨鱼袭击会感到恐惧无比,而一个经验丰富的水手对此可能已经司空见惯,泰然自若。婴儿身上的恐惧情绪表现较晚,可能与对恐惧情景的认知较晚有关。

复合情绪是由四种基本情绪不同组合派生出来的复杂情绪,如厌恶、羞耻、悔恨、嫉妒、喜欢、同情等。

2. **情绪状态的分类** 从情绪的状态看,情绪可分为心境、激情和应激三种状态。

（1）心境(mood):是微弱的、持久的而具有弥漫性的情绪体验状态。愉快的心境使人精神愉快,看周围的事物也带上愉快的色彩,动作也会变得敏捷,正所谓"人逢喜事精神爽"。而不愉快的心境使人感到心灰意冷、意志消沉,长期悲观的心境还会有损于人的健康。

（2）激情(passion):是一种强烈的、持续时间较短的情绪状态。这种状态往往由重大的、突如其来的生活事件或者激烈的、对立的意向冲突引起,具有明显的外部表现和生理反应。在激情状态下,人能发挥自己意想不到的潜能,做出平常不敢做的事情,但也能使人的认识偏激、分析力和自控能力下降。

（3）应激(stress):是在出乎意料的紧急情况或遇到危险情境时出现的高度紧张的情绪状态。如人在遇到地震、火灾或者恐怖袭击时,会根据自己的知识经验,迅速地判断当前情况,挖掘自己的潜能,以应对危险的情境。

3. **社会情感的分类** 人的社会情感主要有道德感、理智感和美感,这些都特属于人类的高级情感。

（1）道德感：是根据一定的道德标准，人们对自身及他人言行进行评价的一种情感体验。如对祖国的自豪感、对社会的责任感、对集体的荣誉感及职业道德都属于道德感。医护人员的职业道德就是医德，是医护人员的医疗行为准则。

（2）理智感：是指人在智力活动中所产生的情绪体验，是为满足认识和追求真理的需要而产生的，如在科学研究中发现新线索、取得新成果，学习有了进步及多次试验失败后获得成功等，这些都是理智感。理智感对推动学习科学知识，探索科学奥秘有积极作用。

（3）美感：是按照个人的审美标准对客观事物、文学艺术作品及社会生活进行评价产生的情感体验。美感包括自然美感、社会美感和艺术美感。雄伟壮丽的山脉、波涛汹涌的大海、蜿蜒的溪流、广袤的草原蕴含自然美感；高尚的品格、优雅的举止、礼貌的行为是社会美感；扣人心弦的小说、激动人心的乐曲、巧夺天工的雕塑属于艺术美感。美感体验与个人的审美能力和知识经验有关。

（二）情绪的生理机制

1. 情绪的内脏反应　实验证明，一切情绪变化都会导致机体的生理反应，引起内脏、血管、皮肤等变化。如在愤怒、紧张、恐惧时，交感神经兴奋，心跳加快、呼吸加深加快、血压升高。当心情愉快时，表现为副交感神经活动亢进的现象，消化液分泌增加，胃肠运动加强。

2. 情绪的中枢机制　美国的心理学家坎农（Cannon W. B.）于20世纪30年代提出情绪丘脑理论。外界刺激作用于感觉器官，引起神经冲动，经感觉神经传至丘脑，丘脑所产生的神经冲动向上传至大脑，引起情绪的主观体验。这一理论忽视了外因变化的意义和大脑皮质对情绪发生的作用。

案例2-5

患者，女性，45岁。主诉"乏力，食欲下降，尿黄十余天"。发病无诱因出现全身疲乏无力，食欲下降、胃胀、厌油食、恶心、呕吐，呕吐物为胃内容物，尿黄如浓茶水一样；烦躁紧张、情绪激动。辅助检查：HBsAg阳性、HBeAg阳性、HBcAb阳性。门诊以"病毒性肝炎"收住院。护士在工作中有许多事项涉及病人选择权利、隐私权利、知情权利，当小王护士工作与病人的情绪反应出现抵触不和谐时。

问题：1. 小王护士在工作中如何调整社会情感？
　　　2. 请你谈一谈如何培养自己具备从事护理工作需要的护士职业情感？

（三）情绪对身心健康的影响

医学研究发现，当人处于愉快、欣喜等正性情绪时，机体的免疫力提高，有益于人们的健康。而当人长期处于忧愁、焦虑、抑郁等负性情绪时，机体的免疫力下降。长期处于恶劣的情绪下，会妨碍个体的正常心理活动，导致社会功能下降，影响工作、学习和社会交往。高血压、消化性溃疡、某些恶性肿瘤等疾病与人的情绪有关，属于心身疾病。

不良的情绪不但影响个人的生活质量，还破坏周围人的好心情，导致人际关系紧张或恶化。对于正在成长中的孩子，如果生活在这种环境中，还会影响孩子的身心健康甚至导致其行为障碍。

链接

情绪构成要素

情绪研究者们大都从三个方面来考察和定义情绪：在认知层面上的主观体验，在生理层面上的生理唤醒，在表达层面上的外部行为。当情绪产生时，这三种层面共同活动，构成一个完整的情绪体验过程。

1. 主观体验　情绪的主观体验是人的一种自我觉察，即大脑的一种感受状态。人有许多主观感受，如喜、怒、哀、乐、爱、惧、恨等。人们对不同事物的态度会产生不同的感受。人对自己、对他人、对事物都会产生一定的态度，如对朋友遭遇的同情，对敌人凶暴的仇恨，事业成功的欢乐，考试失败的悲伤。这些主观体验只有个人内心才能真正感受到或意识到，如我知道"我很高兴"，我意识到"我很痛苦"，我感受到"我很内疚"，等等。

2. 生理唤醒　人在情绪反应时，常常会伴随着一定的生理唤醒。如激动时血压升高；愤怒时浑身发抖；紧张时心跳加快；害羞时满脸通红。脉搏加快、肌肉紧张、血压升高及血流加快等生理指数，是一种内部的生理反应过程，常常是伴随不同情绪产生的。

3. 外部行为　在情绪产生时，人们还会出现一些外部反应过程，这一过程也是情绪的表达过程。如人悲伤时会痛哭流涕，激动时会手舞足蹈，高兴时会开怀大笑。情绪所伴随出现的这些相应的身体姿态和面部表情，就是情绪的外部行为。它经常成为人们判断和推测情绪的外部指标。但由于人类心理的复杂性，有时人们的外部行为会出现与主观体验不一致的现象。例如，在一大群人面前演讲时，明明心里非常紧张，还要做出镇定自若的样子。

三　情绪调节及其策略

（一）情绪调节

情绪调节是个体管理、调整、整合、改变自己或他人情绪的过程。在这个过程中，通过一定的行为策略和机制，使情绪在主观感受、生理反应等方面发生一定的变化。

（二）情绪调节策略

通过开放式问卷、个体访谈、座谈等方式，研究者归纳出以下四种情绪调节策略。

1. 合理宣泄不良情绪　通过写日记、听音乐、唱歌、旅游、找朋友聊天、体育锻炼等方式宣泄不良情绪，也可以在无人的地方大声喊叫或大哭一场来解除自己的压抑情绪。

2. 转移注意力　通过转移注意力的方法来切断不良情绪的发展，利用自己的优势和兴趣爱好，把不良情绪转移到现实行为中去，以弱化恶劣的情绪。切记不要把心中的烦恼和怨气发泄到周围人身上，尤其是亲人身上，或采取一些不良的嗜好进行错误的应对，如抽烟、酗酒或者吸食毒品等。

3. 升华　将自己的行为和欲望导向有利于社会和个人的、比较崇高的方向，这就是升华作用。在别人升职加薪、取得成就时，与其妒忌痛苦而情绪不佳，不如冷静理智地面对，把着眼点放在自己的事业上，全心投入到学习工作之中，一方面可以淡化自己的坏情绪；另一方面对社会和个人都有利。

4. 提升幽默感　"笑一笑十年少，愁一愁白了头"，幽默感可以解除心病，维持心理平衡，对不良情绪起到调节作用，并可控制不良情绪的发生。如哲学家苏格拉底在与学生谈论学术问题时，其夫人突然跑进来，先是大骂，接着又往苏格拉底身上浇了一桶水。苏格拉底笑着说："我早知道，打雷之后，一定会下雨。"本来很难为情的场面，经此幽默就被化解了。

"快乐的情绪，健康的行为"是人类心身健康的基石，是事业成功的坚实基础。

第4节　意志过程

人在认识客观世界的同时，还会能动地改造世界，表现出人的意志。

一 意志的概念和特征

（一）意志的概念

人的认识活动都是有目的的，在达到目的的过程中，往往会遇到一些困难，需要克服以实现目的。意志（will）是有意识地确定目的，调节和支配行为，并通过克服困难和挫折，实现预定目的的心理过程，受意志支配的行动称为意志行动。

（二）意志活动的特征

意志总是表现在个体的行动之中。人的意志行动有以下三个主要特征：

1. 明确的目的性　是指人在行动之前有一定的计划，能清楚地意识到自己要做什么、准备怎么做，这与动物本能的、无意识的活动有本质的不同。但有时人的行动也缺乏目的性，如"梦游"是无目的、无意识的活动，不属于意志活动。

2. 与克服困难相联系　意志活动是有目的的活动，在目的和现实之间总是有各种各样的障碍和困难需要克服，没有任何困难和障碍的活动不能算意志活动。在活动中克服困难的性质和程度，可以用来衡量一个人的意志是否坚强以及坚强的程度。

3. 以随意运动为基础　人的活动是由一系列动作或运动组合而成，这些运动可分为不随意运动和随意运动。不随意运动是指不以人的意志为转移的、自发的运动，如由自主神经支配的内脏活动和非条件反射活动。随意运动是以意识为中介的运动形式。人的意志活动是由一系列随意运动实现的。意志行动的目的性决定了意志行动必须是在人的主观意识控制下完成的，所以随意运动是意志行动的基础。工作中各种操作都是随意运动，它要求有一定目的和熟练程度，是意志行动的必要条件。

意志行动的这三个基本特征是相互联系、不能分割的。

二 意志的品质和培养

（一）意志的品质

人们在生活实践中所表现的意志特点是不同的，如目的的明确程度、克服困难的坚忍性等都有很大差异。良好的意志品质包括意志的果断性、坚忍性、自觉性和自制性等。

1. 意志的果断性　是指根据客观事实，经过深入的思考，做出准确判断，当机立断地采取决定的品质。这就要求善于观察，对机会特别敏感。有人遇到机会却认识不到；或者在机会面前犹犹豫豫而错过机会；或者在机会面前没有深入思考，轻易决定，鲁莽行事。这些都是与意志果断性品质相反的。意志的果断性体现出个体的学识、经验、勇气和应对能力。与意志果断性相反的特征是优柔寡断或不计后果的草率行动。

2. 意志的坚忍性　是指以顽强的毅力、百折不挠的精神克服困难，坚持不懈地努力实现目标的品质。有时目标远大，需要花费的时间长，付出的努力多，就需要坚忍的意志品质，抵制各种干扰，排除困难，执着地追求目标的实现。有时实现目标的条件不成熟，也需要坚持，坚忍性是成功者必备的意志品质。有些人遇到困难就退缩，做事虎头蛇尾，这些都是缺乏坚忍性的表现。与意志坚忍相反的特征是畏缩和软弱。

3. 意志的自觉性　是指对行动目的有深刻的认识，有明确的目的，能认识行动的意义，使自己的行动自觉服从活动的品质。有了自觉性的品质，就不会屈从于外界压力而随波逐流。缺乏自觉性做事就会容易受外界的人和事物影响，如随大流。与意志自觉性相反的特征是被动性和盲目性。

4. 意志的自制性 是指善于管理和控制自己的情绪和行为的品质。要想达到一定的目标，在精力有限的情况下，善于控制自己的情绪冲动并使自己按照预定的目的去行动，否则目标难以达到。有些人缺乏意志的自制性，上课时困了就睡觉；过两天就考试了，遇到打牌、看电影的邀请也不愿拒绝，这些都是缺乏自制性的表现。与自制性相反的特征是随意性和冲动性。

（二）意志品质的培养

一个人越具有良好的意志品质，其成功的可能性就越大。我国明代的李时珍用了 27 年的时间读万卷书、行万里路，著成举世闻名的《本草纲目》。如何培养良好的意志品质呢？意志的各种品质是密切联系、相互影响的，其中以自觉性为基础。

1. 树立远大的理想和切实可行的目标 远大的理想和明确的目标是培养坚强意志的前提。顽强的意志来自远大的理想，具有远大理想的人必定是不畏艰险、不辞艰辛、勇于奋发前进的人。另外，要以科学的态度来分析客观现实，确立正确的、有意义的、符合社会发展要求的目标，还要与现实的学习和工作结合起来，把理想转化到现实的生活中，使自己的行动建立在自觉性的基础上，意志才有发展的可能。

2. 讲究科学的方法，遵循渐进的规律 培养意志还要讲究方法，遵循规律。俗话说"罗马不是一天建成的"，如果违背人身心发展规律，过分强制自己去做超过自己能力的事情，反而会使人身心疲惫，对意志的培养并无益处。所以，在培养意志时，应注意选择科学的方法，将目标按渐进式进行分解，分阶段有步骤地实施。一个目标完成了，对于个体是一种积极的反馈，增强其自信，从而更积极地完成下一个目标。这样，意志行为逐渐成为意志习惯，再慢慢强化为良好的意志品质。

3. 参加社会实践，坚持从小事做起 意志品质是人们在长期的社会实践与生活中形成的较为稳定的心理品质，它在人们调动自身力量克服困难和挫折的实践中体现出来。但是，意志品质的培养并不局限于挫折、困难和逆境中。有时取得成功后的坚持要比遭遇失败时的顽强更难得、更重要。"富贵不能淫，贫贱不能移"是意志品质的完整体现。因此，要从小事做起，在日常生活小事中培养自己的意志品质。

4. 培养兴趣，从事喜欢的活动 浓厚的兴趣能激发巨大的能量。如果所从事的活动不能使人感到充实和提起兴趣，就很难坚持。在条件许可的范围内，尽量尝试从事自己感兴趣的又符合社会要求的事业或活动。

5. 塑造健全的个性 人的高级神经活动类型（气质）及其特点如反应性、兴奋性、平衡性等是意志品质的基础，可以针对个性中的弱点进行训练。如黏液质的人应重视果断性训练，胆汁质的人应加强自制力的训练。这样有的放矢，必将使意志品质更加完善。

现代社会里，意志品质在激烈的竞争中尤为重要。如果一个人自觉地确定合适的目标，果断地选择抓住机会，在困难面前百折不挠，最终会取得成功。从这个意义上，一切竞争都是意志力的较量。一个人在客观现实中不断培养自己的意志品质，就能获得更大的成功。

案例 2-5 分析 护士是指经执业注册取得护士执业资格证书，依照《护士条例》规定从事护理活动，履行保护生命、减轻痛苦、增进健康职责的卫生技术人员。护士被称为白衣天使。护士职业情感是指从事护理专业所需的高级情感方面的要求。

1. **热爱护理事业，热爱本职工作**，具有为人类健康服务的敬业精神。有良好的医德医风，廉洁奉公。不做违反道德良心的不合法操作或不忠于职守的工作，以维护职业的声誉。

2. 关心患者疾苦，想患者所想，急患者所急。对患者有高度的责任心、同情心和爱心。具有诚实的品格、较高的道德修养及高尚的思想情操。

3. 具有一定的文化修养、护理理论及人文科学知识，以及参与护理教育与护理科研的基本知识。能胜任护理工作，并勇于钻研业务技术，保持高水平的护理。具有较强的护理技能，能应用护理程序的工作方法解决患者存在或潜在的健康问题。

4. 应与同行及其他人员保持良好的合作关系，相互尊重、友爱、团结、协作。具有健康的心理，开朗、稳定的情绪，宽容豁达的胸怀，健壮的体格。工作作风严谨细微、主动、果断、敏捷、实事求是。注意文明礼貌，用语规范，态度和蔼，稳重端庄，服装整洁，仪表大方。

第5节 人 格

 概述

认知、情绪和情感、意志是心理过程，每个人通过这些心理活动认识外界事物，体验着各种情感，支配着自己的活动。同时，每个人在进行这些心理活动的时候，都表现出与他人不同的特点。这些特点构成了个体与他人不同的心理特征——人格。

（一）人格的概念

人格（personality）也称个性，是一个人整体的精神面貌，是比较稳定的、具有一定倾向性的各种心理特征的总和。人格包括个性心理倾向、个性心理特征和自我意识。在日常生活中，人们从道德伦理的观点出发，对人进行评价时也常使用"人格"一词，如某人的人格高尚，某人的人格粗鄙等，这时的"人格"与心理学上的人格的概念是有区别的。

（二）人格的特性

1. 整体性 组成人格的各种心理特征相互联系、相互影响、相互制约，构成一个统一的整体，所以人格具有整体性。它虽然不能被直接观察到，但却能从一个人的行为中体现出来。人格的整体性使人的内心世界、动机和行为之间保持和谐一致。

2. 稳定性 人格中的各种心理特征是稳定的，对人的行为影响始终如一，不受时间和地点限制，这就是人格的稳定性。所谓"江山易改，本性难移"说的就是这个意思。但是人格的稳定性并不是说人格绝对不会发生变化，这种稳定是相对的。随着社会的发展和人的发育成熟，一个人的人格特点也会或多或少地发生变化。当发生了重大生活事件或在某些疾病的影响下，人格甚至会发生显著的改变。

3. 独特性 每个人的遗传素质不同，生长环境、经历也不相同，形成各自独特的心理特点，也就是人格的独特性。但是，生活在同一社会群体中的人，也会有一些相同的人格特征。所以，人格还有共同性的一面。人格的独特性和共同性的关系，就是共性和个性的关系，个性包含共性，共性通过个性表现出来。

4. 倾向性 人格在形成过程中，每时每刻都表现出个体对外界事物特有的动机，从而发展形成各自独特的行为方式和人格心理倾向。人格倾向性是个体对事物的选择性反应，对个人的行为具有导向作用。

5. 功能性 外界环境的刺激是通过人格的中介才起作用的，人格对个人行为有调节作用。因此，一个人的行为总会受人格的影响。例如，同样在挫折面前，怯懦的人会一蹶不振；坚强的人则会坚持到底。所以，人格能决定一个人的行为方式。

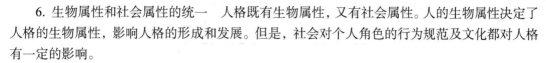

6. 生物属性和社会属性的统一 人格既有生物属性，又有社会属性。人的生物属性决定了人格的生物属性，影响人格的形成和发展。但是，社会对个人角色的行为规范及文化都对人格有一定的影响。

（三）人格的结构

人格心理结构是多层次、多侧面的，包括：完成某种心理活动所必备的心理条件，即能力；心理活动的动力特征，即气质；在生活中表现出来的对客观事物的态度及习惯化的行为方式，即性格，这些都属于人格心理特征。人格还包括人格倾向性，即需要和动机等，这是人格的动力和源泉，是人格中最活跃的部分。心理学家将自我意识也作为人格结构的一部分，自我意识包括自我认识、自我体验和自我调控。

二 人格倾向性

人格倾向性（individual）是人行为活动的动力，包括需要、动机、兴趣、理想、世界观。这些成分相互联系、相互制约、相互影响。

（一）需要

1. 需要的概念 人饿了要吃饭，渴了要喝水，累了就要休息。在社会中生存还要保持良好的人际关系，这些条件都是不能缺少的，缺少了就会使机体产生不平衡。机体的不平衡状态使人对缺少的东西产生欲望和要求，这种欲望和要求就是需要（need）。也就是说，需要是一种机体的不平衡状态，表现为机体对内外环境的渴求和欲望。需要是不断发展的，不会总是停留在一个水平上。当前的需要得到满足，新的需要就会产生，人们又会为满足新的需要去努力。所以，人的一切活动都是为了满足需要而发生的，而需要永远不可能得到满足。一旦需要消失，生命亦将结束。正因为如此，需要也是推动机体活动的动力和源泉。

2. 需要的种类

（1）自然需要和社会需要：从需要产生的角度看，需要分为自然需要和社会需要。自然需要是与机体的生存和种族延续有关，由生理的不平衡引起的需要，又称生理需要或生物需要，如对空气、食物、水、休息和排泄的需要等。人在社会活动中由社会需求而产生的高级需要就是社会需要，如交往、求知的需要。社会需要不是由人的生物本能决定，而是通过学习得来的，又称获得性需要。人的社会需要由社会发展条件决定。人和动物都有自然需要，但是从满足需要的方式来看是有差别的。例如，人吃饭不仅是为了填饱肚子，还要讲究卫生，讲究营养。另外，人还能根据外部条件和行为的道德规范有意识地调节自己的需要，而动物不能。

（2）物质需要和精神需要：从满足需要的对象来看，需要分为物质需要和精神需要。物质需要是对社会物质产品的需要，如对生活用品、住所、工作条件等的需要。精神需要是对各种社会精神产品的需要，如读书看报、欣赏艺术作品、与人交往及审美需要等。精神需要是人类特有的，并且物质需要和精神需要之间有着密切的关系。人对物质产品的要求不仅要满足人的生理需要，还要满足人的精神需要。例如，人穿衣服不仅是为了保暖，还要能够体现自己的身份、品味。

3. 需要层次理论 心理学家对需要进行了长期的研究，关于需要理论有很多，比较有影响的是美国心理学家马斯洛（Maslow A. H., 1908—1970）提出来的需要层次理论。马斯洛认为，人的需要分为生理需要、安全的需要、爱和归属的需要、尊重的需要和自我实现的需要五个层面（图 2-5）。

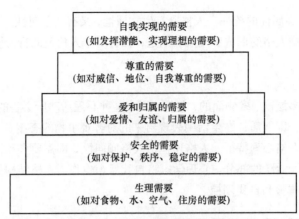

图 2-5　马斯洛需要层次示意图

（1）生理需要：是维持个体生存和种系发展的需要，如对食物、空气、水、性和休息的需要。在一切需要中，它是最基本、最原始的，也是最有力量的。如果这些需要得不到满足，人类的生存就成了问题。从这个意义上说，生理需要是推动人们行动的最强大的动力。只有这些最基本的需要满足到维持生存所必需的程度后，其他的需要才能成为新的激励因素。

（2）安全的需要：是人对生命财产的安全、秩序、稳定的需要，是在生理需要得到满足的基础上产生的。这种需要得不到满足，人就会感到威胁和恐惧。这种需要表现在人都需要一个稳定的工作，有丰厚的收入，喜欢做自己熟悉的工作，喜欢生活在熟悉、安全、有秩序的环境中。婴儿面对外部世界时，由于能力有限而无法应付不安定因素，他们对安全的需要表现得尤为强烈。

（3）爱和归属的需要：是在满足生理需要和安全需要的基础上产生的。爱的需要是指能与他人保持一定的交往和友谊，即爱别人、接受别人的爱，同时还应保持适度的自爱。归属的需要是指被某一群体接受或依附于某个团体或个人的需要。每个人都希望和他人接触，渴望加入某一个组织或团体，并在其中获得某一职位，也希望同他人建立起亲密、关怀的关系，如结交朋友、追求爱情的需要。爱的需要与性需要有关，但不等同，性是生理需要，而爱的需要是人与人之间彼此关心、尊重和信任。如果爱的需要得不到满足，人就会感到空虚和孤独。

（4）尊重的需要：有两种类型，即来自别人的尊重和自我尊重。来自别人的尊重是基本的尊重，它以人的名誉、地位、社会名望或社会成就为基础，同时也包括别人如何评价自己、如何反映自己所有的特点。自我尊重则是指个人对力量、成就、自信、独立等方面的渴求。尊重的需要是一种较高层次的需要，尤其是自我尊重。满足自我尊重的需要会使人相信自己的力量和价值，使人在生活中更有力量，更富于创造性；反之，缺乏自尊会使人感到自卑，认为自己无能、缺乏价值，没有足够的信心去处理面临的问题。

（5）自我实现的需要：是人类最高层次的需要，是指人希望最大限度发挥自己的能力或潜能，完成与自己能力相称的一切事情，实现自己理想的需要。但是不同的人，其自我实现需要的内容有明显的差异，科学家的科学研究、作家的创作甚至工人、司机尽善尽美完成好自己喜欢的、擅长的工作，都是为了把自己的潜能发挥到最高的境界，满足自我实现的需要。马斯洛提出，一个人的童年经验，特别是2岁以内的爱的教育特别重要，如果童年失去了安全、爱与尊重，将来很难成为自我实现的人。另外，只有少数人能够达到自我实现，大多数人一生只能在爱与归属的需要和尊重的需要之间的某一个层次上度过一生。

以上需要的五个层次，是由低级到高级逐渐形成并逐级得以满足的。马斯洛认为，无论从种族发展还是个体发展的角度看，层次越低的需要，出现越早并且力量越强，因为它们的满足与否直接关系个体的生存，因此也称为缺失性需要，如生理需要、安全的需要。层次越高的需要出现得越晚，是在低层次的需要满足之后才出现的，是有助于个体健康、发展的需要，如爱和归属的需要、尊重的需要和自我实现的需要。一个人可以有自我实现的愿望，但却不是每个人都能成为自我实现的人，能够达到自我实现境界的人只是少数。

（二）动机

1. 动机的概念　动机（motivation）是激发个体朝向一定目标活动，并维持这种活动的一种内在的心理活动或内部动力。虽然动机不能进行直接观察，但可根据个体的外部行为表现推断出来。

动机是以需要为基础、在外界诱因刺激下产生的。当人感到缺乏某种东西时，如饿了、冷了、累了的时候，就会引起机体内部的不平衡状态，此时需要便转化为人行为活动的动机。这种由生理需要引起，推动个体为恢复机体内部平衡的唤醒状态称为内驱力。动机也可以由金钱、名誉、地位等外部因素引起，这种外部因素称为诱因。另外，积极的情绪会推动人去设法获得某种对象，消极的情绪会促使人远离某个对象，所以情绪也有动机的作用。不同的动机可能导致同一行为，不同的行为活动可以由相同的或相似的动机引起。

2. 动机的作用　动机具有激活、指向、维持和调整的功能。

（1）激活功能：人的行动都是在动机的驱使下发生的，都是为了满足和实现某种愿望和欲望。因此，动机可以解除由需要未得到满足而产生的生理或心理上的压力或紧张，具有驱使机体采取某种行动的能量，即激活功能。

（2）指向功能：机体处于不平衡状态，激起活动的愿望，使人的行为受动机指引，朝着特定方向和预期目标进行，这就是动机的指向功能。动机的激活决定人是否接受信息，而指向功能决定人接受什么样的信息。当激活的需要不止一个时，人的行为就必须在这些目标之间进行选择。选择哪一个目标，取决于个人对每一个目标的期望强度。

（3）维持和调整功能：当行为产生后，人们是否坚持这种行为，同样受动机的支配和调节。当行为指向个体所追求的目标时，相应的动机便获得强化，活动就会持续下去；当活动背离个体所追求的目标时，动机得不到强化，就会使继续活动的积极性降低或者是活动停止。因此，动机的性质和强度可以影响与左右个体产生什么样的行为。

3. 动机的种类　人类的动机很复杂，分类也具有多样性。

（1）生理性动机和社会性动机：依据需要的种类分为生理性动机和社会性动机。由机体的生理需要产生的动机称为生理性动机，也称内驱力，如吃饭、穿衣、休息等的动机。以人类的社会文化需要为基础而产生的动机属于社会性动机，如交往动机、成就动机、权利动机等。

（2）内在动机和外在动机：依据动机产生的原因分为内在动机和外在动机。由个体的内在需要引起的动机称为内在动机，在外部环境影响下产生的动机称为外在动机。因为学习的重要性而努力学习的动机是内在动机，为获得奖学金而努力学习的动机是外在动机。两种动机相互作用，在个体的行为活动中都发挥作用。当外在动机的作用大于内在动机的作用时，个体的行为活动主要靠外部奖励的推动。此后，如果个体对外部奖励的水平不满意，结果毁掉的是个体活动的内在动机。

（3）有意识动机和无意识动机：依据能否意识到活动目的分为有意识动机和无意识动机。能意识到活动目的的动机称为有意识动机，没有意识到或者没有清楚地意识到的动机称为无意识动机。定势往往是无意识动机。所谓定势是指人的心理活动的准备状态，对人的知觉、记忆、思维、行为和态度都有一定的作用。思维习惯和生活中形成的经验都是定势产生的原因。

（三）兴趣

兴趣（interest）是认识某种事物或从事某种活动的心理倾向。兴趣使个体对某个事物持有稳定的、积极的态度，并伴有愉快的情绪，它以需要为基础，是在社会实践中形成和发展起来的，能对人的活动产生推动力，从而促使个体为满足自身对客观事物的需要或实现自己的目标而积极努力。兴趣具有广度、深度、稳定性、持久性等品质。

（四）信念

信念（belief）是坚持某种观点、思想的正确性，并调节支配个体行为的个性倾向。个体经过深思熟虑，确信某种理论、观点或某项事业的正确性和必要性，对此深信不疑，并成为自己行为的动力时，信念就确立起来了。信念一旦确立就具有很大的稳定性，不会轻易改变。

（五）世界观

世界观（world view）是指人们对整个客观世界总的看法和态度，是人格倾向性的最高表现形式。世界观是在需要、动机、兴趣和信念的基础上通过社会活动逐渐形成的，它支配和决定了人的认识和言行。

三 人格心理特征

人格心理特征（individual mental characteristics）是指个体经常表现出来的本质的、稳定的心理特征，反映一个人的基本精神面貌和意识倾向，也体现了个体心理活动的独特性，主要包括能力、气质、性格。在人格中，能力反映活动的水平，气质反映活动的动力特点，性格决定活动的内容与方向。

（一）能力

1. 能力的概念　能力（ability）是顺利、有效地完成某种活动所必须具备的心理条件，是人格的一种心理特征。例如，完成音乐活动需要具备灵敏的听觉分辨能力、想象力、记忆力等心理条件，不具备这些条件就无法完成音乐活动；而从事美术活动需要具备视觉辨别能力、形象思维能力等条件。

2. 能力与智力　能力不同于智力。智力是从事任何一项活动都必须具备的、最基本的心理条件，即人认识事物并运用知识解决实际问题的能力，如观察力、记忆力、思维力、想象力等，缺乏这些，从事任何一项活动都有困难。

3. 能力与知识、技能　既有联系又有区别。知识是人类社会历史经验的总结和概括；技能是通过练习而获得和巩固下来，完成活动的动作系统。能力是掌握知识、技能的前提，没有能力，难于掌握相关的知识和技能。另外，能力还决定了掌握知识、技能的方向、速度和所能达到的水平。但是不能简单地用知识、技能当作标准来衡量人能力的高低。

4. 能力的分类

（1）一般能力和特殊能力：按能力的结构，可把能力分为一般能力和特殊能力。一般能力是指完成各种活动都必须具有的最基本的心理条件，观察能力、记忆能力、想象能力、思维能力与实践活动能力都属于一般能力，与个体的认知活动有关。特殊能力是指从事某种特殊活动或专业活动所必需的能力，如音乐能力、绘画能力、体育能力等。一般能力与特殊能力也不是截然分开的，特殊能力是在一般能力的基础上发展起来的，而某一种一般能力在某一领域得到特别的发展，就可能发展为特殊能力。

（2）认知能力、操作能力和社会交往能力：按涉及领域，能力分为认知能力、操作能力和社会交往能力。认知能力是个体加工、储存信息的能力。人们依靠认知能力认识客观世界，获取知识。操作能力是指人们利用肢体完成各种活动的能力。通过认知能力积累的知识和经验，可以促进操作能力的形成和发展，而操作能力的发展，可以进一步提高人的认知能力。社会交往能力是指在人际交往中信息交流和沟通的能力。

（3）再造能力和创造能力：按创造程度可分为再造能力和创造能力。再造能力是指利用所积累的知识、技能，按现成的模式进行活动的能力。在学习活动中的认知、记忆、操作多属于再造能力。创造能力是指在活动中产生独特的、新颖的、有社会价值的想法、产品等的能力。再造能力和创造能力是相互渗透、相互联系的。再造能力是创造能力的基础，任何创造活动都不可能凭空产生。

5. 能力的差异　是客观存在的事实，包括能力类型的差异、能力发展早晚的差异、能力发展水平的差异及能力的性别差异。

（1）能力类型的差异：不同的人在不同的能力方面所表现出来的差异是很大的，这包括感知觉能力、想象力等一般能力及特殊能力方面的差异。例如，有的人擅长音乐，有的人擅长绘画；有的人记忆力强，有的人想象力强。能力类型的差异只说明能力发展的倾向性不同，不代表能力的大小。

（2）能力发展早晚的差异：个体的能力从出生到成年是一个不断获得和发展的过程，是在活动中逐渐表现出来的，但在表现的早晚上也存在个体差异。有的人年纪轻轻却天资聪颖，吟诗作画，记忆力超强，即所谓的"少年才俊"。有的人生活道路比较坎坷、经过长期的准备和积累，在中年以后才事业有成，即所谓的"大器晚成"。

（3）能力发展水平的差异：各种能力在发展水平上都有差异。心理学家用智力商数（intelligence，IQ）表示智力水平。研究发现，人类的智商分布呈常态分布，智力超常和低常者占少数，智力正常者占多数。

（4）能力的性别差异：心理学家采用智力测验的方法，对男女两性智力差异进行了大量的研究。大规模研究的结果表明，不论是团体测验还是个别测验，男女平均智商没有什么差别，但是男女两性在智力的各因素方面表现出不同的优势，女性在语言表达、短时记忆方面优于男性，而男性在空间知觉、分析综合能力、数学能力方面优于女性。

6. 影响能力发展的因素

（1）遗传因素：也就是天赋，是能力发展的前提和基础。先天的盲人无法成为画家，先天的聋人无法成为音乐家。关于遗传因素对能力发展影响的研究，比较有影响的是英国学者高尔顿（Galton，1822—1911）。高尔顿采用谱系调查研究，他选择977位名人，考查他们的谱系，再与普通人家进行比较。结果发现，名人组中，父辈是名人的子辈中名人也多；普通组中，父辈没有名人，子辈中只有一个名人。由此他得出，遗传是能力发展的决定因素。但是高尔顿的研究没有排除环境因素的影响，是不严谨的。他的研究，只能说明遗传因素对能力发展有影响，还不能说明遗传因素是能力发展的决定因素。

（2）环境因素：能力发展的环境因素包括家庭环境及所处的社会环境。在家庭中，母亲对孩子科学的哺育和爱抚，家庭成员尤其是母亲与孩子的交往，适宜的玩具等对儿童的能力发展都有重要的影响。社会的发展对儿童能力的发展也有重要影响，脱离人类社会，在动物的哺养下长大的孩子，即使回到人类社会，其智力发展也难以达到正常人的水平。

（3）教育因素：学校通过有计划、有组织的教育活动，不仅可以让儿童掌握知识和技能，而且还使儿童的能力得到全面的发展。

总之，能力受遗传、环境和教育等因素的影响。遗传决定了能力发展可能的范围或限度，环境和教育则决定了在遗传决定的范围内能力发展的具体程度。遗传潜势较好的人，能力发展可塑的范围大，环境和教育的影响也大。

（二）气质

1. 气质的概念　气质（temperament）是心理活动表现在强度、速度、稳定性和灵活性等动力性质方面的心理特征。相当于我们日常生活中所说的脾气、秉性或性情。

2. 体液学说　按气质特征的不同组合，可把人的气质分作几种不同的类型。希波克拉底（Hippocrates，公元前 460 年—公元前 377 年）最早划分气质类型并提出气质类型的体液学说。

希波克拉底提出，人体有四种体液，即血液、黏液、黄胆汁和黑胆汁；每一种液体和一种气质类型相对应，血液相对于多血质，黏液相对于黏液质，黄胆汁相对于胆汁质，黑胆汁相对于抑郁质。一个人身上哪种体液占的比例较大，他就具有和这种体液相对应的气质类型。现代医学证明，希波克拉底的学说虽然缺乏科学依据，但是他所划分的四种气质类型比较切合实际，所以至今仍然沿用他提出的名称。

3. 高级神经活动类型学说　巴甫洛夫（Pavlov，1849—1936）运用动物条件反射实验的方法，建立了高级神经活动学说。后来的大量实验证明，巴甫洛夫的高级神经活动学说也适用于人。这一学说较好地解释了气质的生理基础，得到广泛的认同。巴甫洛夫的高级神经活动学说认为，高级的神经活动有兴奋和抑制两个基本过程，而兴奋和抑制又有强度、平衡性和灵活性三个基本特性。两种基本过程与三个基本特性之间的不同组合，构成了高级神经活动的不同类型。巴甫洛夫根据大量的实验确定，高级神经活动存在四种基本类型，即兴奋型、活泼型、安静型和抑制型。巴甫洛夫的高级神经活动类型和希波克拉底的气质类型学说之间有对应的关系，兴奋型、活泼型、安静型和抑制型分别对应胆汁质、多血质、黏液质和抑郁质（表 2-1）。

表 2-1　气质类型与高级神经活动类型的关系

气质类型	高级神经活动类型	行为特点
胆汁质	兴奋型（强、不平衡型）	情绪体验强烈，爆发迅猛，平息快速，思维灵活但粗枝大叶，精力旺盛、争强好斗，勇敢果断，为人热情直率、朴实真诚，表里如一，行动敏捷，生气勃勃，刚毅顽强；但这种人遇事经常欠思量，鲁莽冒失，易感情用事，刚愎自用
多血质	活泼型（强、平衡、灵活型）	感情丰富，外露但不稳定，思维敏捷但不求甚解，活泼好动、热情大方，善于交往但交情浅薄，行动敏捷，适应力强；他们的弱点是缺乏耐心和毅力，稳定性差，见异思迁
黏液质	安静型（强、平衡、不灵活型）	情绪平稳、表情平淡，思维灵活性略差但考虑问题细致而周到，安静稳重、踏踏实实、沉默寡言、喜欢沉思，自制力、耐受力比较强，内刚外柔，交往适度，交情深厚；但这种人的行为主动性较差，缺乏生气，行动迟缓
抑郁质	抑制型（弱型）	情绪体验深刻、细腻持久，情绪抑郁、多愁善感，思维敏锐、想象丰富，不善交际、孤僻离群，踏实稳重、自制力强，但他们的行为举止缓慢，软弱胆小，优柔寡断

4. 气质的稳定性与可塑性　人的气质类型与高级神经活动类型关系十分密切。一个人的气质类型在其一生中都是比较稳定的，但也不是一成不变的，还受环境和教育的影响。人通过后天的磨炼或职业训练，可不同程度地改变原有的气质特征。

5. 气质评价的意义　每一种气质类型都有其积极的方面，也有其消极的方面。不能说哪一种气质类型好或不好，气质是没有好坏之分的。如多血质的人活泼敏捷但难于全神贯注；胆汁质的人精力旺盛但脾气暴躁；黏液质的人认真踏实但缺乏激情；抑郁质的人敏锐但多疑多虑。重要的是，我们要发扬气质的积极方面，努力克服其消极方面。

6. **气质类型对工作的影响** 气质不能决定一个人的成就高低，但是不同的工作对人的要求是不同的。有的气质类型适合于这一类工作，有的气质类型适合另一类工作。因此，在人事选拔或者职业选择时，要考虑气质类型与工作是否相匹配。如果一个人的气质类型与所从事的工作相匹配，就会感到工作得心应手；如果气质类型与工作不相匹配，就会影响对工作的兴趣和热情，进而影响工作的效率和成就。例如，多血质的人适宜做环境多变、交往繁多的工作；而黏液质的人适宜做细致持久的工作。

7. **气质类型与健康** 由于不同气质类型的人情绪兴奋性的强度不同，适应环境的能力也不同。一般来说，气质类型极端的人，情绪兴奋性太强或太弱，适应能力就比较差，进而会影响身体的健康。因此，应尽量避免情绪的大起大落。

（三）性格

1. **性格的概念** 性格（character）是指一个人在对客观现实的稳定态度和习惯化了的行为方式中表现出来的人格特征。性格是人格的核心，是个人在活动中与特定的社会环境相互作用的产物，了解个人的性格特征对其行为预测具有重要意义。性格不仅表现一个人做什么，而且表现他怎样做，是人与人相互区别的主要心理特征，最能反映个体的本质属性。

2. **性格的特征**

（1）态度特征：主要表现在三个方面，一是对社会、集体、他人，如热情诚实、冷淡虚伪；二是对学习和工作，如勤奋或懒惰；三是对自己，如谦虚或骄傲。

（2）意志特征：性格的意志特征是指个体在调节自己的心理活动时表现出的心理特征，包括自觉性、坚定性、果断性、自制力等。自觉性是指在行动之前有明确的目的，事先确定了行动的步骤、方法，并且在行动的过程中能克服困难，始终如一地执行。与自觉性相反的是盲从或独断专行。坚定性是指能采取一定的方法克服困难，以实现自己的目标。与坚定性相反的是执拗性和动摇性，前者不会采取有效的方法，一味我行我素；后者则是轻易改变或放弃自己的计划。果断性是指善于在复杂的情境中辨别是非，迅速作出正确的决定。与果断性相反的是优柔寡断或武断、冒失。自制力是指善于控制自己的行为和情绪，与自制力相反的是任性。

（3）理智特征：是指人在感觉、知觉、记忆、思维和想象等认知方面的性格特征。例如，在感知方面，有主动观察型和被动观察型，有分析型和综合型；在想象方面，有主动想象和被动想象，有广泛想象与狭隘想象；在记忆方面，有善于形象记忆与善于抽象记忆之分；在思维方面，有深刻与肤浅之分等。

（4）情绪特征：人的情绪状态能够影响其行为方式。当情绪对人的活动和行为方式的影响或人对情绪的控制具有某种稳定的、经常表现的特点时，这些特点就构成性格的情绪特征。它主要表现在情绪的强度、稳定性、情绪对人的行为活动的支配程度及情绪受意志控制的程度等方面。如有人情绪强烈，不易于控制；有人情绪微弱，易于控制。有的人情绪持续时间长，对工作学习的影响大；有的人则情绪持续时间短，对工作学习的影响小。有的人经常情绪饱满，有的人则经常郁郁寡欢。

当这四方面的特征体现在某一具体的个人身上时，就形成了这个人特有的性格特征。一个人的行为总是受其性格特征的制约。

3. **性格与能力、气质的关系**

（1）性格与能力：性格和能力是个性心理特征的不同侧面。能力是决定活动能否进行的因素，而活动指向何方，采取什么态度，怎么进行则由性格决定。性格和能力是相互影响的，良好性格的形成需要以一定能力为基础。一般来说，能力强的人容易形成自信的性格，能力弱的人容易形成自卑的性格。优良的性格还能补偿某种能力的缺陷，如"笨鸟先飞早入林"。但不良的性格特征会妨碍能力的发展。

（2）性格与气质：现实生活中，人们经常把两者混淆起来，因为它们既有区别又有联系。

1）性格与气质的区别：气质是人在情绪和行为活动中表现出来的动力特征（即强度、速度等），无好坏之分；性格是指行为的内容，表现为个体与社会环境的关系，在社会评价上有好坏之分。气质更多地受个体高级神经活动类型的制约，主要是先天的，可塑性极小；性格更多地受社会生活条件的制约，主要是后天的，可塑性较大，环境对性格的塑造作用较为明显。

2）性格与气质的联系：相同气质类型的人性格特征可能不同；性格特征相似的人气质类型也可能不同。其一，气质可按自己的动力方式渲染性格，使性格具有独特的色彩。例如，同是勤劳的性格特征，多血质的人表现出精神饱满、精力充沛；黏液质的人会表现出踏实肯干、认真仔细；同是友善的性格特征，胆汁质的人表现为热情豪爽，抑郁质的人表现出温柔。其二，气质会影响性格形成与发展的速度。当某种气质与性格有较大的一致性时，就有助于性格的形成与发展，相反会有碍于性格的形成与发展。如胆汁质的人容易形成勇敢、果断、主动性的性格特征，而黏液质的人就较困难。其三，性格对气质有重要的调节作用，在一定程度上可掩盖和改造气质，使气质服从于生活实践的要求。如飞行员必须具有冷静沉着、机智勇敢等的性格特征，在严格的军事训练中，这些性格的形成就会掩盖或改造胆汁质者易冲动、急躁的气质特征。

四 自我意识

（一）自我意识的概念

个体对自己作为客体存在的各个方面的意识，称为自我意识（self-consciousness）。如"我是一个乐观的人""我觉得自己无法按时完成任务""我能与他人和睦相处"等，这些对自己的感知觉、情感、意志等心理活动的意识，对自己与客观世界关系的意识及对自身机体状态的意识，都属于自我意识。自我意识可协调自己的内心世界及内部与外部世界。

（二）自我意识的组成

自我意识由自我认识、自我体验、自我控制三部分组成。

1. 自我认识（perception of self） 是对自己心理活动和行为的洞察和理解，是对自己内心活动和行为控制调节的基础。自我认识包括自我观察（self-observation）和自我评价（self-evaluation）。

自我观察是指自己对自己的感知、所思所想及意向等内部感觉的察觉，并对所观察的情况作初步分析、归纳。自我评价是指一个人对自己的想法、品德、行为及个性特征的判断与评估。正确的自我评价有利于个体健康发展。过高或者过低的自我评价，会导致个体的人际关系适应不良。

2. 自我体验（self-experience） 是指自我意识在情感上的表现。包括自尊、自信、自爱、自卑、自怜等。自尊是以自我评价为基础，自尊影响自我体验、自我调节及个性的发展。

3. 自我控制（self-control） 是自我意识在意志行动上的表现。从行动过程看，自我控制系统包括四个环节：第一，主体意识到社会要求并力求使自己的行动符合社会准则，从而激发自我控制动机；第二，从知识库中检索与认识、改造客观现实及自己主观世界有关的知识，同时正确地评价自己运用这些知识的可能性；第三，制定完善和提高自己的行动计划；第四，在行动中运用自我分析、自我激励、自我监督、自我命令等激励手段，使动机激发和行动准备在执行中反复进行调整，达到对自己的心理和行为的控制，最终实现自我意识的调节作用。

护考链接

张护士，33 岁，市级优秀护士，在工作中，她爱护患者，对患者的病情能够及时、准确地观察。

1. 张护士在病情观察中的认知过程不包括（   ）
A. 感觉   B. 知觉   C. 记忆
D. 思维   E. 权利

2. 宣传张护士的先进模范事迹，对青年护士心理素质培训的关键内容是（   ）
A. 性格、能力   B. 护理技术   C. 护理制度
D. 护理理论   E. 护理管理

分析：1. 认知过程不包括权利。故答案为 E。
　　　2. 护士心理素质培训的关键内容是性格、能力。故答案为 A。

目标检测

一、名词解释

1. 感觉 2. 知觉 3. 记忆 4. 思维
5. 情绪 6. 人格 7. 需要 8. 动机
9. 能力 10. 性格

二、填空题

1. 认知是指人认识世界的过程，包括_____、_____、_____、_____和_____等。
2. 知觉有_____、_____、_____和_____四个特性。
3. 根据记忆的内容，记忆可分为_____、_____、_____、_____和_____。
4. 意志的品质有_____、_____、_____和_____。
5. 性格的特征有_____、_____、_____和_____。

三、选择题

1. 按照刺激的来源可把感觉分为（   ）
A. 视觉和听觉
B. 外部感觉和内部感觉
C. 视觉、听觉、嗅觉、味觉和皮肤感觉
D. 运动觉、平衡觉和机体觉
E. 空间觉、大小觉和方位觉

2. 内脏感觉不包括（   ）
A. 饥饿、饱胀、疲劳
B. 平衡觉、运动觉
C. 饥饿、触压、振动
D. 饱胀、渴、窒息、疲劳
E. 便意、振动、疼痛

3. 表象具有的特点为（   ）
A. 直观形象性、片段不稳定性和可操作性
B. 抽象性、概括性和稳定性
C. 直观性、概括性和片段性
D. 直观形象性、片段不稳定性、可操作性和概括性
E. 概括性、稳定性、操作性和间接性

4. 情绪变化的外部表现模式为（   ）
A. 激情   B. 表征   C. 应激
D. 表情   E. 态度

5. 情绪和情感变化的维度包括（   ）
A. 动力性、激动度、强度和紧张度
B. 积极性、消极性、强和弱的程度
C. 增力性、减力性、饱和度和外显度
D. 兴奋性、激动性、外显度和内隐度
E. 兴奋性、激动性、强度和紧张度

6. 情感可分为（   ）

A. 道德感、理智感和美感

B. 心境、激情、应激

C. 快乐、愤怒、悲哀和恐惧

D. 基本情绪和复合情绪

E. 道德感、理智感和基本情绪

7. 心理现象可分为（　　）

A. 心理过程和人格

B. 知、情、意和能力、气质、性格

C. 知、情、意

D. 心理过程和个性心理特征

E. 心理过程和人格心理倾向

8. 巴甫洛夫认为，神经活动的基本过程是（　　）

A. 无条件反射　　　B. 条件反射

C. 兴奋和抑制　　　D. 静息和活动

E. 平衡与干扰

9. 顺利有效地完成某种活动所必须具备的心理条件是（　　）

A. 意志　　　B. 情感　　　C. 能力

D. 智力　　　E. 知觉

10. 注意是一种（　　）

A. 心理状态　　　B. 心理过程

C. 认识过程　　　D. 意志过程

E. 需要特征

四、简答题

1. 记忆包括哪几个环节？遗忘规律是什么？

2. 记忆的品质有哪些方面？你的记忆品质哪方面较优、哪方面较差？如何培养从事临床护理工作需要的记忆品质？

3. 马斯洛的需要层次理论把需要分为哪些方面？

4. 巴甫洛夫的高级神经活动类型学说将气质分为哪几种？

5. 举例说明动机冲突的四种类型。

五、案例分析

　　小王在工作中多次当选优秀护理工作者，认真执行临床护理工作制度及诊疗技术程序，临床护理的药物治疗中，安全给药是关键护理任务之一，药物治疗时要严格遵守"查对"环节：给药之前查对、给药过程中查对、给药之后查对；查对患者的床号、姓名、药名、浓度、剂量、时间、方法，请用心理学基础知识解释小王护士的认知过程。

　　　　　　　　　　（崔巧玲　刘旭君）

第3章 心理社会因素与健康

第1节 心理健康概述

随着生物-心理-社会医学模式逐渐深入人心，人们对健康与疾病的观念也在逐渐发生变化，我们慢慢意识到人类的健康不仅受生物学因素影响，而且还与心理、社会因素有密切关系。因此，护理工作者有必要了解生物-心理-社会医学模式，了解影响人类健康的心理因素、社会因素的性质及其与健康的关系。

● 案例 3-1

2016 年 8 月 26 日，甘肃省康乐县景古镇 28 岁的贫困女村民杨某兰杀死了 4 个幼小孩子，然后自杀身亡。2017 年 7 月 20 日，美国摇滚天团"林肯公园"主唱查斯特·贝宁顿在美国加利福尼亚州洛杉矶的住宅内自杀身亡，年仅 41 岁。生命于人只有一次，求生也是人的本能之一，人们都希望自己健康，"活得长、过得好"。何以他们会选择一条相反的路？

问题： 1. 他们健康吗？
2. 谈谈你对健康内涵的认识。

 健康与心理健康

健康对每个人都很重要，人们也非常关注自己是否健康。长期以来，医学界习惯采用病理、生理和生化等生物学测量指标作为是否健康的标准，即认为没有疾病就是健康。显然，这一健康的概念是不完整的，它没有考虑到人的心理品质和社会文化背景对健康的影响。例如，大多数神经症患者，尽管自己感到极为痛苦，但往往没有体格检查和实验室检查的阳性结果；不同种族、不同社会文化背景的人群，其生物学指标差异甚大，以此判断个体是否健康的标准很不一样；大多数疾病在早期没有症状，一般常规检查也不易查出；更为重要的是，从疾病角度看健康，往往多考虑消极的一面，忽视个体自身维持健康的积极力量。因此，单纯生物医学观点难以反映健康的全部内涵。

世界卫生组织（WHO）把健康定义为：健康不仅仅是没有疾病或病症，而是一种在身体上、心理上和社会上的完好状态与和谐发展。换句话说，健康包含了一个人实现身体功能的能力、良好心理状态和生理状态及良好的社会功能，这一健康定义把情绪情感和心理健康因素纳入了整体健康完满状态之中。

世界卫生组织提出的健康的十条标准：

1. 有充沛的精力，能从容不迫地应付日常生活和工作的压力而不感到过分紧张。

2. 处事乐观，态度积极，乐于承担责任，对日常生活中的小事不计较。

3. 善于休息，睡眠良好。

4. 应变能力强，善于适应环境的各种变化。

5. 能够抵抗一般感冒和传染病。

6. 体重适当，身材匀称，站立端正，臂、臀部位协调。

7. 眼睛明亮，反应敏锐，眼睑不发炎。

8. 牙齿清洁，无龋齿，无痛感，齿龈颜色正常，无出血现象。

9. 头发有光泽，无头屑。

10. 肌肉、皮肤富有弹性，走路感觉轻松。

从上述健康的概念中可以看到，心理健康是一个人健康的必要条件。第三届国际心理卫生大会将心理健康定义为：心理健康是指在身体、智能以及情感上与他人的心理健康不相矛盾的范围内，将个人心境发展成最佳状态。这次大会上认定心理健康的标准：身体、智力、情绪十分协调；适应环境、人际关系中彼此能谦让；有幸福感；在工作和职业中，能充分发挥自己的能力，过有效率的生活。为使其易于理解，参照行为适应情况，我们将心理健康的标准概括如下：

1. 有正常的智力水平　智力是人们在获得知识和运用知识解决实际问题时所必须具备的心理条件或特征，是人的观察力、注意力、思维力、想象力和实践活动的综合能力。也就是能在工作、学习、生活中保持好奇心、求知欲，发挥自己的智能和能力，有工作成就感。智力是心理健康的基本条件。

2. 有健全的意志　意志是人有意识、有目的、有计划地调节和支配自己行动的心理过程。意志健全的标准：行动具有自觉性、果断性、坚持性和自制力。心理健康的人总是有目的地进行各项活动，在遇到问题时能经过考虑而采取果断决定，善于克制自己的激情。

3. 具有和谐的人际关系　人际关系是人们在共同活动中，彼此为寻求满足各种需要而建立起来的相互间的心理关系。心理健康的人，乐于与他人交往，能以尊重、信任、理解、宽容、友善的态度与人相处，能分享、接受并给予爱和友谊，有广泛而稳定的人际关系，拥有可信赖的朋友，又有关系和睦的家庭。

4. 善于调节与控制情绪　情绪是人对事物态度的体验，是人的需要得到满足与否的反映。情绪健康就是能经常保持愉快、开朗、乐观、满足的心境，对生活和未来充满希望。同时能适当发泄、主动调节和控制情绪，不为情绪所困扰，不因为情绪影响正常的生活。

5. 有良好的适应能力　能有效地处理与周围现实世界的关系，能对自身所处的社会现状有客观的认识和评价，观念、动机、行为能够与时代发展基本同步，言行符合社会规范和要求，始终使自己与社会保持良好的接触，生活有理想，能面对现实，调整自己的需要与欲望，使自己的思想、行为与社会协调统一。能对自己的行为负责，当自己的愿望与社会的要求相矛盾时，能及时地进行自我调整。

6. 人格完整　心理健康的最终目标是培养健全的人格和保持人格的完整。也就是对自我有适当的了解和恰当的评价，自信乐观，而不是过于自卑或过分自负，愿意努力发展其身心潜能；

对于无法补救的缺陷，也能安然接受，而不以之为耻辱或怨天尤人。

在界定上述心理健康标准时，需要强调几点。第一，心理健康是相对的，人与人之间存在差异。不同地域、不同民族和国家之间因社会文化背景差异，心理健康标准可能不同。第二，心理健康的概念具有连续性和层次性，并不是绝对的、唯一的。人的心理健康可以分为不同的层次。从心理健康到不健康是一个连续带。每个人的心理健康水平可处在不同的等级，健康心理与不健康心理之间难以分出明确的界限。第三，心理健康是较长一段时间内持续的心理状态。判断一个人的心理健康状况，不能简单地根据一时一事下结论，一个人偶尔出现一些不健康的心理和行为，并非意味着就一定是心理不健康。第四，心理健康是一个文化的、发展的概念。在同一时期，心理健康标准会因社会文化标准不同而有所差异。

心理、社会因素与健康

随着世界各国工业化、城市化水平的提升，科学技术发展水平日新月异，物质生活条件的日益改善，工作节奏快，竞争加剧，以及人口年龄结构倾向老龄化，人们面临的各种心理社会方面的紧张刺激随之增加，从而使威胁人类生命的疾病谱和死因谱发生了巨大的变化。过去曾肆虐于人类的众多传染病有的已得到有效的控制，有的已接近消失，而病因比较复杂的心脑血管病、恶性肿瘤等慢性疾病成了当今人类死亡原因中的主要疾病。目前，越来越多的研究证据表明，心理社会因素在这些常见疾病的发生、发展和防治中具有相当重要的作用。

（一）心理因素与健康

一般认为，心理因素赋予个体某些易病倾向，从而在社会文化等环境因素作用下易于表现出某些心理障碍和躯体疾病。与健康有关的心理因素主要包括认知能力、情绪状态、人格特征及行为方式等。

1. 认知能力　心理社会因素能否影响健康或导致疾病，取决于个体对外界刺激的认知和评价。个体认知能力不足、歪曲或认知障碍均可使个体不能对外界刺激作出客观的评价，不能作出合理的决定，从而难以采取有效的处理手段，使挫折机会增加，导致健康状况恶化。

2. 情绪状态　情绪的产生是大脑皮质边缘系统、丘脑、脑干网状结构共同活动的结果，它必然影响内分泌、神经调节功能和免疫力的变化，对全身各器官功能产生影响。愉快、平稳而持久的积极情绪能使人的大脑及整个神经系统处于良好的活动状态，有利于人的潜能发挥，增加活动效率，同时也有利于保持身体各器官系统功能正常，使人的身心和谐，增进身心健康。反之，消极的情绪能使人的整体心理活动失衡，并引起一系列机体生理变化。如忧郁、恐惧、焦虑、愤怒等不良情绪使人体产生应激反应，机体某些器官或系统过度活动，激素分泌紊乱，免疫力下降，导致疾病发生。

3. 人格特征　每个人都有其独特的人格特征，并以外在行为表现出来。它是由遗传和环境共同决定的。个体的人格特征使其对某种生活事件会作出固定的反应，如性情内向拘谨的人可能处世谨小慎微，有较好的卫生习惯，其传染病的发病机会便降低了；而性情外向爽朗的人，人际关系较好，抑郁症的发病机会减少了。许多研究结果表明，某些躯体疾病在发病前具有一些独特的人格心理特征。美国学者 Friedrnan 和 Rosenman 发现具有"A 型行为类型"特征的男性成年人易患冠心病。所谓"A 型行为类型"是指争强好胜，追求成就，攻击，缺乏耐心，常感时间紧迫，醉心于工作，时时感到有压力以及急于求成这样一组行为特征；而具有"B 型行为类型"特征者则平日悠然自得，得过且过，从容不迫，不计较事业有无成就。进一步研究发现，"A 型行为类型"者血液中胆固醇、三酰甘油、去甲肾上腺素、促肾上腺皮质激素等水平高于"B 型行为类型"者，因而容易引起冠状动脉粥样硬化，导致冠心病的发生。

4. 行为方式　个体的行为方式主要包括应对方式和生活方式，应对方式是个体对付各种外在环境和内在刺激作用的一种手段，与个体的健康和疾病有密切关系，成功地应对各种刺激作用，有利于保持最佳健康状态。生活方式则是指处在一定的历史时期和社会条件下的个人生活的行为模式及特征。目前研究结果表明，个体面对社会生活压力越大，越容易出现某些不良生活方式，如吸烟、酗酒、药物成瘾等，从而对个体的健康产生影响。

（二）社会因素与健康

社会因素是指与人类健康有关的社会环境中的各种事件，包括社会政治、经济、文化、工作生活状况、医疗条件等。对于不同的人，"社会"的概念不同，内容性质不同。母亲温暖的怀抱是相对于婴儿的社会，快乐的家庭是幼儿理想的社会，成年后面对的社会则是复杂的整个社会，医院是相对患者而言的特殊社会。个体接触社会各个方面越多，面对的社会因素就越多。社会因素分类并不统一，从不同角度有不同分类法。我们把社会因素分为四个方面。

1. 社会环境本身的动荡和变迁　政治动荡、制度更迭、战争、自然灾害、经济变革等，这些事件将涉及社会每个成员。

2. 个人生活中的遭遇和变故　这包括负性事件和正性事件。负性事件如意外事故、患病、死亡、失业等；正性事件如事业上的成功、晋升、获奖、结婚等，正性事件一般有利于健康，但如果过分强烈持久，也会产生不利的后果。这种对个体健康能产生很大影响的个人生活中的事件、情境、变故也常被称为生活事件（life events）。目前这方面研究较多，也较深入。美国心理学家霍尔姆斯（Holmes）根据调查结果，对生活事件进行了定性和定量分析，编制了"社会再适应评定量表"（表 3-1），该量表包含 43 个生活事件，以生活变化单位（life change units，LCU）为计量单位，并通过追踪发现，一年的 LCU 累积分与第二年患病存在相关联系。如果一年内 LCU 累计小于 150 者，可能来年健康平安；若在一年内 LCU 累计在 150 ~ 300 者，次年患病可能性为 50%；若在一年内 LCU 累计大于 300 者，则次年患病可能性高达 80%。当然，这种分析有一定的片面性和绝对化，应用到具体个体时还应考虑到个体生理和心理素质对健康的影响。

表 3-1　社会再适应评定量表（SRRS）

等级	生活事件	LCU	等级	生活事件	LCU
1	配偶死亡	100	12	妊娠	40
2	离婚	73	13	性的困难	39
3	夫妻分居	65	14	家庭增加新成员	39
4	坐牢	63	15	业务上的新调整	39
5	家庭成员死亡	63	16	经济状况的改变	38
6	个人受伤或患病	53	17	好友死亡	37
7	结婚	50	18	工作性质变化	36
8	被解雇	47	19	夫妻不和	35
9	复婚	45	20	抵押超万元	31
10	退休	45	21	抵押品赎回权被取消	30
11	家庭成员健康变化	44	22	工作职责上的变化	29

等级	生活事件	LCU	等级	生活事件	LCU
23	儿女离家	29	34	娱乐改变	19
24	婚姻纠纷	29	35	宗教活动变化	19
25	杰出的个人成就	28	36	社会活动变化	18
26	妻子开始或停止工作	26	37	抵押或贷款少于一万美元	17
27	上学或毕业	26	38	睡眠习惯上的改变	16
28	生活条件的变化	25	39	一起生活的家庭成员人数变化	15
29	个人习惯的改变	24	40	饮食习惯改变	15
30	与上司的矛盾	23	41	休假	13
31	工作时间或条件变化	20	42	圣诞节	12
32	搬迁	20	43	轻微违法行为	11
33	转学	20			

3. 社会文化因素　每个社会成员都在一定的社会文化环境中生活，面对众多的社会文化因素，要求每个成员作出应对和选择，适应者健康；反之有碍于健康。这些社会文化因素主要有：一是社会道德规范、行为准则；二是社会中不同的观念如守旧与创新、落后与先进、代沟现象等不同的价值观；三是语言环境的改变；四是异地的风俗习惯、生活习惯；五是不同的宗教信仰等。

4. 社会支持　当个体处于危机情况时，得到来自不同群体者的帮助和关心，如家庭成员和朋友的支持。Duck 把社会支持分为三类：一是情感支持，主要指亲朋好友通过礼物、嘘寒问暖、陪伴、倾听及必要的物质帮助等方式给予无微不至的关心；二是能力支持，提供有价值的知识和信息，使人能够有效处理各种事物，保持高度的自信；三是网络支持，网络成员的相互支持，如学生网络中某一成员突患急病，网络中成员均从各种渠道给予物质上和精神上的支持。这三种社会支持在正常生活中也无时不有。一般认为，社会支持能够有效地缓冲各种外界刺激所致的紧张，但如果使用不当，则会起相反作用。在医院环境中尤其要注意以下几点：一是物质支持要恰当，不恰当的物质支持更会加重患者的心理负担；二是注意社会认可性，例如，大多数癌症患者刚入院时不愿过多地与人谈论病情，不愿病情公开化；三是不要损伤自尊心，只有当受支持者人际关系足以能够让别人参与时，社会支持才能发挥作用，而当其人际关系受到危机的影响变得非常脆弱时，社会支持的方式需慎重选择。

案例 3-1 分析　健康不仅仅是生理层面上没有疾病，还应包括心理健康以及能适应周遭不断变化的环境。

三 心理健康教育

（一）心理健康教育的概念

心理健康教育（mental health education）是教育者运用心理科学的方法，对教育对象心理的各层面施加积极的影响，以促其心理发展与适应、维护其心理健康的教育实践活动。其作用是使受教育者明确心理健康与整体健康及各种疾病的关系，提高受教育者的心理功能，促进个体的心理健康发展；指导个体正确地应用心理防御机制，以降低或消除心理应激对机体的不利影响，使个体保持良好的情绪状态，从而减少疾病的发生。

（二）心理健康教育的实施原则

1. 客观性原则　人的心理健康受客观条件的影响，在开展心理健康教育工作时，必须从产生健康或不健康心理所依存的客观现实出发，去揭示其发生及变化规律，而不能附加任何臆测。

2. 整体性原则　人是一个统一的有机整体，各种因素影响着人的心理和生理活动，同时心理和生理也会相互影响。在心理健康教育工作中应从整体出发，注意彼此联系，绝不能把某一心理问题看成孤立的现象，而应全面分析。

3. 社会性原则　不同的社会文化背景，人们对于心理健康的标准、内容、表现形式以及对心理健康的态度和方法也各不相同。因此，心理健康教育工作的实施应考虑到文化的差异，密切联系工作中的实际问题来进行，做到有的放矢。

4. 发展性原则　心理健康是一个动态的发展过程。开展心理健康教育应充分了解服务对象现有的心理健康水平，还应重视他们过去的经历，并预测未来的发展趋势。

5. 预防性原则　预防是心理健康的宗旨，应重视心理卫生知识的普及和教育，有计划地开展心理卫生调查工作，对影响心理健康的不利因素及时提出对策，做到未病先防。

（三）心理健康教育的途径

1. 提高对自身心理健康问题的重视　心理健康问题是现代人的主要问题之一，个体必须意识到自己心理健康问题的重要性。按社会和时代的要求塑造自己，有意识地加强心理上的自我调适、自我锻炼和自我完善，使自己具有不断拓展的能力，改善自我保健机制，提高个体抵御心理疾病的能力。

2. 掌握一定的心理健康知识　个体应积极参加心理健康教育活动，学习心理卫生知识和自我心理调整的方法，从而掌握心理健康的主动权，具备自主自救的能力，保持良好的心理健康水平。

3. 积极参加社会实践活动，提高社会适应能力　个体应积极参加社会实践活动，让自己在参加社会实践的过程中，树立风险意识，增强心理承受能力，体会实际生活中的困难、挫折和磨难，品味人生的酸甜苦辣，学会与他人交往，提高自己的社会适应能力。

4. 积极参加文体活动，增进心身健康　个体通过参加形式多样、健康有益的活动，满足人的精神需要和心理需要，克服苦闷压抑的灰色心理，从而达到相对稳定的心理健康状态。坚持体能锻炼、培养对文体活动的广泛爱好，是强健体魄、修养乐观精神、保证心理平衡与健康的首要条件。

5. 建立健康的生活方式　建立合理的生活秩序，每天按时作息，早睡早起、按时就餐，形成固定的生物钟，做到生活有节奏、劳逸结合，最好能保证每天运动 1 小时，从而为心理健康奠定基础。

第 2 节　挫折与心理防御机制

人生在世，不如意之事十之八九。在面对这些不如意的事件时，个体常体验到压力与挫折，这便会引发个体在生理、心理上作出反应，而不同的反应方式会给个体带来不同的生理、心理影响。

案例 3-2

小李和小王是一对好朋友，两人相约一起参加英语等级考试，一起备考，然事不遂人愿，两人考了两次都没通过。实习前的最后一个学期，小李再约小王一起报名参加考试，但这一次小王对小李说：他感觉自己考不过，也就不想再考了。小李只得独自备考，独自参加考试了。

问题：导致小李和小王在两次考试失利后出现不同选择的原因有哪些？

一 挫折的概念

挫折是指个体在有目的趋向目标的行为过程中，遇到了不可克服的障碍或干扰，使行为进程受阻或被延搁而产生的紧张状态与情绪反应。其内涵主要体现在以下三个方面：

1. 挫折情境　指个体在有目的的活动中所遇到的、使目标不能实现的内外障碍或干扰等情境因素，如考试不及格、恋爱失败、求职不成等。

2. 挫折认知　是指个体对挫折情境的认知、态度和评价，这是产生挫折和如何对待挫折的关键。挫折情境能否导致情绪反应，在很大程度上取决于个体对挫折情境的态度和评价，同一挫折情境由于个体的志向水平不同，感受挫折的程度也是有区别的。如有的学生满足 60 分的成绩，而有的学生对同样的成绩则会感到失败和沮丧。

3. 挫折反应　指伴随着挫折认知而产生的情绪和行为反应，如愤怒、焦虑和攻击等。

当挫折情境、挫折认知和挫折反应三者同时具备时，便构成了典型的心理挫折。但是，如果主体认知不当，即使没有挫折情境，只要有挫折认知和挫折反应这两个条件，也可以构成心理挫折。如有的人在没有确凿证据的情况下，盲目地认定自己是个失败者，觉得干什么事情都是有头无尾而产生沮丧、抑郁、紧张等情绪反应。因此，挫折作为一种社会心理现象，既有客观性，又有主观性。

二 影响挫折的因素

挫折是人的一种主观感受，受个体认知水平等诸多内部因素影响。在现实生活中对某人造成挫折的情境，对另一个人并不一定成为挫折。对某人是重大挫折的情境，对他人可能只造成轻微的挫折。有时个体主观臆测的挫折比实际挫折更大。影响挫折的因素主要包括个体的抱负水平、挫折承受能力及对挫折的认知和态度。

1. 抱负水平　是指个体在从事活动前，对自己所要达到的目标或成就制定的预期标准。抱负水平越高，对自身能力要求就越高，就越不易达成目的而使个体更有机会体验到挫折。

2. 个体承受力　指个体承受挫折的能力。有的人能忍受严重挫折，毫不灰心丧气，保持心理平衡；有的人稍遇挫折就会意志消沉、一蹶不振，甚至出现行为异常或心理障碍。个体对挫折的承受力与以下三方面有关：①个体的生理条件，身体越强壮越能够忍受挫折；②个性特征，开朗豁达、意志坚定的人更能适应挫折，而内向孤僻、依赖软弱的人遇挫折可能会感到备受打击，从此消沉下去；③受挫经验，受挫经验越多，挫折情境下应对经验和技巧越丰富，对挫折的承受力就越强，而从小受到过多的保护，缺乏受挫体验，在以后生活中如受到打击往往感觉难以承受，久久不能自拔。

3. 对挫折的认知和态度　同样的挫折情境，一个人可能认为是严重的挫折，另一个人则可能认为是无关紧要的事情，这一方面取决于他们的动机程度，即对达到目标、满足需要的重视程度；另一方面取决于他们对挫折的认知和态度。自然界、社会中的万事万物都是在曲折中前进、螺旋式上升，直线、顺利发展的事情几乎没有。挫折是客观存在的，关键在于人们怎样认识和对待它，如果认识到挫折是生活中不可避免的组成部分，就对挫折有了较充分的心理准备；能面对挫折不灰心、不后退，将其作为前进的阶梯、成功的起点。

 挫折的心理防御机制

心理防御机制是指个体面临挫折或冲突的紧张情境时，在其内部心理活动中具有的自觉或不自觉的解脱烦恼，减轻内心不安，以恢复心理平衡与稳定的一种适应性倾向。一般来说，个体采用心理防御机制时具有三个特征：一是借助心理防御机制可以减弱、回避或克服消极的情绪状态，如心理挫折、紧张等；二是大多数心理防御机制涉及对现实的歪曲、掩盖或否认，如对现实挫折情境视而不见，故建立在防御机制上的心理稳定是脆弱的；三是个体在使用心理防御机制时通常自己并未意识到，在不知不觉中运用。

心理防御机制种类较多，如按对心理挫折作用的性质来分，可分为建设性心理防御机制和破坏性心理防御机制两类。建设性心理防御机制能减轻或消除痛苦不安，对情绪起缓冲作用；破坏性心理防御机制则起消极作用，多半是掩耳盗铃的自我欺骗，逃避现实，有时还会使现实问题复杂化，使人陷入更大的挫折或冲突的情境之中。当然，就心理防御机制本身而言，并不能把心理防御机制绝对划分为异常的或病态的，只有运用不当，影响了个体对周围环境的适应，才会成为病态的表现。即使是建设性心理防御机制，如运用不当，也会起消极作用。

（一）建设性心理防御机制

1. 升华　指个体把社会所不能接受的动机或需要转变为社会所能接受的动机或需要，以保持内心的宁静和平衡。升华作用常常一方面转移或实现了原有的情感，达到了心理平衡，同时又创造了积极的价值，利己利人。由于升华机制的作用，原来的动机冲突得到了宣泄，不仅消除了动机受挫而产生的焦虑，而且还使个人获得成功满足感。升华是最具有积极意义的建设性、创造性防御机制。

2. 合理化　又称文饰作用、理性化，指个体遭遇挫折后，为自己的行为或处境寻找自我认可的理由以摆脱焦虑或痛苦，但有时理由实际上站不住脚。合理化常见形式为"酸葡萄心理"和"甜柠檬心理"。酸葡萄心理，即把个人渴望得到但又不能获得的东西说成是不好的；而甜柠檬心理是指当得不到甜葡萄而只有酸柠檬时，就说柠檬是甜的。两者均是企图掩盖错误或失败，以保持内心安宁的表现。

3. 补偿　当个体由于主客观条件限制和阻碍致使个人目标无法实现时，设法以新的目标代替原有的目标，以现在的成功体验去弥补原有失败的痛苦，称为补偿，即所谓"失之东隅，收之桑榆"。补偿行为在残疾人身上表现得尤为突出。例如，有些残疾人通过惊人的努力而成为世界著名的运动员，有些口吃者经过勤学苦练成为说话流利的演说家。补偿机制可以减轻挫折导致的焦虑，建立自尊，如果过分使用则为病态。

4. 抵消　指以某种象征性的动作、语言和行为抵消已经发生的不愉快的事件，以此来弥补其内心的愧疚，接触焦虑。例如，有人为了缓解丢失钱财的懊恼，就以"破财消灾"的说法进行自我安慰。

5. 幽默　以幽默的语言或行为来应付紧张的情境或表达潜意识的欲望，是一种以奇特、含蓄、双关、讽喻、诙谐等行为为表现形式的良性刺激，常与乐观相联系，以此在不知不觉中化解挫折困境和尴尬场面，并赋予生活以情趣和活力。

（二）破坏性心理防御机制

1. 压抑 指个体将不为社会道德规范所接受的冲动、欲望、思想、情感等在其尚未觉察时压抑在潜意识层，或把痛苦的记忆予以选择性遗忘，从而免受紧张、焦虑而形成的心理压力。这些被压抑的内容并非真正消失，往往不知不觉地影响人们的日常心理和行为，而且一有相应的情景，被潜抑的东西就会冒出来，给个体造成更大的威胁和危害，如触景生情。压抑机制是所有心理防御机制的基础和最基本的方法。

2. 否认 与压抑不同，否认不是把痛苦事件有选择性地忘记，而是把已发生的不愉快的事件加以否认，认为它根本没有发生过，以此来逃避心理挫折和痛苦感。如亲朋好友的突然去世、自己患了绝症等，个体常常对这些已存在又非常不愿意接受的客观现实强装不知。否认是一种潜意识的、简单而原始的心理防御机制，"眼不见为净"、"掩耳盗铃"等就是常见的否认表现。人们通过否认，可以缓冲突然来临的打击，暂时缓解焦虑情绪，维持心理平衡，以使心理上对接受痛苦现实有所准备。但若使用过度，则会丢失解决问题的时机，导致更大的悲伤。

3. 反向 指对内心的一种难以接受的观念或情感以相反的态度或行为表现出来。在日常生活中，有的人自己明明极为需要某一种东西，却表现为极力反对；有的患者明明非常关心自己的病情，但在别人面前却表现出无所谓的姿态。

4. 幻想 是当个人无力克服前进道路上的障碍时，企图以一种非现实的想象情境来逃避挫折情境，以得到自我满足。白日梦就是典型的幻想作用。儿童的幻想大多是正常现象，正常成人偶尔为之，也可暂时缓解紧张状态，但如果成年人经常采用幻想方式，特别是分不清幻想与现实时，则可能为病态。

5. 投射 是指个体将自己不能容忍的冲动、意念、欲望等转移到外部世界或他人身上，以此来避免内心的不安。"以小人之心，度君子之腹"，就是投射的典型表现。在护理工作中，少数护理工作者因怕脏怕累而不愿接触患者，反而把患者说成是故意捣乱，不讲卫生，这也是投射的表现。

6. 转移 是指个体因限于理智或社会的制约，将对某一对象的情绪、欲望或态度，在潜意识中转移到另一个可替代的对象上，个体既发泄了相应的心理能量，又不会给自己带来威胁。例如，有的人患重病后，后悔以前没有好好照顾自己的身体，内心谴责自己以前不健康的生活方式，但却把对自己的愤怒转移到医护人员或家属身上，经常无端发脾气。这是在潜意识中把对自己的愤怒转移到外界以消除内心的焦虑。

7. 退化 是指当个体受到挫折无法应付时，放弃习惯化的成熟应对方式，转而使用以往较幼稚的方式应付困难或满足自己的欲望。运用退行机制可以使当事人心安理得地接受他人的同情、关心和照顾，而不必直接面对困难，是一种潜意识的逃避。例如，有的患者手术后已经完全康复但不愿出院，实际上是想尽量避免担负成人的责任以及随之而来的恐惧和不安，是退行的表现。

大多数心理防御机制既是个人心理挫折的行为表现，又是个人应对挫折的措施，故均是对挫折情境的心理反应。因此，个体在应对挫折的斗争中，一方面，应发展积极的建设性反应，减少消极的破坏性反应。另一方面，从帮助受挫者角度看，应采取三方面具体措施：一是对受挫者消极反应，如攻击行为，尽量采取容忍的态度；二是帮助受挫者改变引起挫折的具体情境；三是给予受挫者心理咨询和社会支持。这样，可使个体迅速度过心理挫折阶段，建立新的应对挫折的手段，保持健康的最佳状态。

案例3-2分析 在面对挫折时，个体的反应取决于个体的抱负水平、对挫折的承受力以及对挫折的认知和态度等影响因素。具体到这个问题上，主要是两人对挫折的承受力不同及对挫折的认知、态度不同这两方面。一方面是小李对挫折的承受力比小王强；另一方面小李认为两次失败只是因为准备不充分，对下次考试还是充满信心，小王则可能认为自己在这一方面没有这个能力，再怎么努力都考不过，对考试没有信心。

第3节 心理应激与应对

在现实生活中，人们总是会遇到各种各样的困难和挑战，或当愿望、目标无法实现时，不可避免地会伴随应激反应。适当强度的心理应激不仅可以提高机体的警觉水平，促进人们应对环境的挑战，还可以提高人们适应生活的能力，有利于心身健康。但是强度过强或持续时间过长的心理应激则可降低机体的抵抗力，造成对许多疾病的易感状态。因此掌握心理应激理论不但有助于认识心理社会因素在疾病发生发展过程中的作用规律，还在维护个体心理社会因素的动态平衡、降低各种心理社会因素的负面影响等方面有非常重要的意义。

● 案例 3-3

李先生，54岁，8年前被确诊为2型糖尿病。确诊后，他一直注意饮食，坚持服药控制血糖，并且进行足够强度的锻炼。1个月前，单位领导又给李先生增加了一项新的、难度较大的工作，他感到了从来未有的压力。尽管他依然如以往一样控制血糖，但是病情却开始恶化，不得已他住进了医院。

问题： 1. 李先生病情恶化的主要原因是什么？

2. 如何改善他目前的状况？

一 心理应激概述

应激概念的提出和心理应激理论的发展经历了较长的历史过程。现代应激理论将应激定义为：应激是个体面临或觉察到环境变化对机体有威胁或挑战时做出的适应性和应对性反应的过程。应激的含义归纳为三个方面：

1. 应激是一种刺激物 是把人类的应激与物理学的上定义等同起来。当应力超过其阈值或"屈服点"时就引起永久性损害。人也具有承受应激的限度，超过它也会产生不良后果。包括生理的、心理的、社会的和文化的各种刺激物。

2. 应激是一种反应 是机体对不良刺激或应激情境的反应。这是由 Selye 的定义发展而来的。他认为应激是一种机体对环境需求的应答性反应，是机体固有的，具有保护性和适应性功能防御反应，从而提出了包含三个反应阶段（警戒期、阻抗期、衰竭期）的一般适应综合征学说。

3. 应激是一种察觉到的威胁 是 Lazarus 综合了刺激与反应两种学说的要点而提出的。他指出，应激发生于个体察觉或评估一种有威胁的情境之时，由于个体对情境的察觉和评估存在差异，因此，个体对应激源做出的反应也存在差异。该理论认为，个体对情境的察觉和评估是决定应激反应强弱的关键因素。

心理应激是个体在某种环境刺激下，察觉需求与满足需求的能力不平衡时所产生的一种适应环境的心身紧张状态。一个人在一定的社会环境中生活，总会有各种各样的情境变化或刺激对人施以影响，作用刺激被人感知或作为信息被人接收，一定会引进主观的评价，同时产生一系列相应的心理、生理的变化。如果刺激需要人做出较大的努力才能进行适应性反应，或这种反应超出了人所能承受的适应能力，就会引起机体心理、生理平衡的失调即紧张反应状态的出现。

应激过程

应激过程包括应激源输入、应激中介、应激反应、应激结果四个过程。应激过程模式如图3-1 所示。

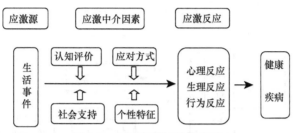

图 3-1　心理应激过程模式图

（一）应激源输入

应激源是指能够引起应激的机体内、外环境刺激因素。生活中有大量的刺激因素，这些因素能否成为应激源，关键在于机体与刺激物之间的相互作用，即机体是否察觉到威胁。如果机体感受到了刺激源的威胁，则构成应激性情境，导致机体身心做出反应，即所谓机体输入应激源；如果个体未察觉到威胁，对此特定的个体而言，一般不构成应激性情境，不产生应激反应，则该刺激就不是应激源。根据应激源的内容和性质将其分为躯体性应激源、心理性应激源、文化性应激源、社会性应激源。

1. 躯体性应激源　指直接作用于躯体而产生应激反应的刺激，包括理化因素、生物学因素，如过高或过低的温度、噪声、外伤和疾病等。

2. 心理性应激源　主要包括各种心理冲突和挫折情境、人际关系的紧张不和睦、焦虑、恐惧和抑郁等多种消极情绪及不切实际的凶事预感等。心理性应激源中，挫折和心理冲突是最重要的两种。

3. 文化性应激源　指一个人从一种熟悉的生活方式、语言环境和风俗习惯迁移到陌生环境中所面临的各种文化冲突和挑战。如迁居异国他乡，文化性应激对个体健康的影响往往持久而深刻。

4. 社会性应激源　指个体在生活中遇到的不可避免的自然灾害、社会动荡及强烈生活变化。社会应激源包括的范围极广，它又可分为两类：一是大事件，是指各种自然灾害和社会动荡，如战争、动乱、天灾人祸、重大政治经济制度变革；二是生活事件（life events），是正常生活中经常面临的各种问题，如亲人突然亡故、夫妻间感情破裂、工作上的挫折等，是造成心理应激并可能进而损害个体健康的重要应激源。

（二）应激中介

1. 认知评价　是指个体对遇到应激源的性质、程度和可能的危害情况作出估计，同时也可估计面临应激时个体可动用的应对资源。对应激源和资源的认知评价直接影响个体的应对活动和心理、生理反应，因而认知评价是应激源是否会造成个体应激反应及应急反应强弱的关键。按照美国心理学家谢利-泰勒的观点，人们首先会根据他们是有很大还是很小的危险来评估变化（初级评价），然后根据人们认为自己是否拥有个人技能、知识经验及社会资源以应对该事件来对变化进行评估（次级评价）。

2. 应对　是指个体对生活事件以及因生活事件而出现的自身不平衡状态所采取的认知和行为措施。心理学家根据应对的不同指向性，把应对方式分为两类：一是问题指向的应对，聚焦于当前的问题所在；二是情绪指向的应对，主要是寻求他人情感方面的安慰和支持，也包括各种心理防御机制，以此来保持我们的自尊并降低压力（图 3-2）。

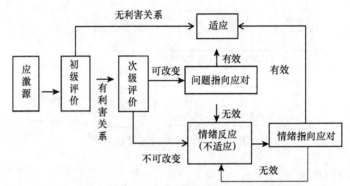

图 3-2　认知评价和应对在应激过程中的作用

3. 社会支持　是指个体与社会各方面包括亲属、朋友、同事等以及家庭、单位、社会团体等组织所产生的精神上和物质上的联系程度。任何与个体有明显社会关系的人，在个体需要时都可以成为社会支持网络的一部分。相关研究表明，社会支持对应激带来的伤害效应有缓冲作用，社会支持的积极效果不仅有助于应激事件的心理调节，还可以促进个体从已确诊的疾病中康复，减少死亡的危险。研究显示，肾病患者的家庭支持率上升 1%，可以使死亡的可能性降低 13%。但是社会支持并不是越多越好，不同事件最有效的社会支持形式和时机也不尽相同。例如，某人想要单独去就医或参加应聘面试，但家人或朋友坚持要陪同，此时在该情景中某人体验到的可能更多的是焦虑。有学者研究了癌症患者对各类社会支持有效性的评价，患者认为亲人的陪伴对他们来说非常重要。

4. 个性特征　在应激作用过程中，个性与认知评价、应对方式、社会支持和应激反应等因素存在广泛联系，个性通过与各因素间的相互作用，最终影响应激心身反应的性质和程度，并与个体的健康和疾病紧密联系。个性特质在一定程度上决定应对活动的倾向性，即应对风格。有研究表明：当面对无法控制的应激时，A 型行为类型的人与 B 型行为类型的人相比，其应对行为更多地表现出缺乏灵活性和适应不良。个性特征间接影响客观社会支持的形成，也直接影响主观社会支持和社会支持的利用水平，人与人之间的支持是相互作用的过程，一个人在支持别人的同时，也为获得别人对自己的支持打下基础，个性孤僻、不好交往、万事不求人的人是很难得到和充分利用社会支持的。

（三）应激反应

应激反应是指个体因为应激源所致的各种生物、心理、社会、行为方面的变化，常称为应激的心身反应。

1. 应激生理反应 应激的生理反应以及最终影响心身健康的中介机制涉及神经系统、内分泌系统和免疫系统。各种应激刺激通过脑干的感觉通路传递到丘脑和网状结构，而后继续传递到涉及生理功能调节的自主神经和内分泌的下丘脑以及涉及心理活动的"认知脑"区和"情绪脑"区；另一方面通过神经体液途径，调节脑下垂体和其他分泌腺体的活动以协调机体对应激源的反应。从应激生理反应模块理论来看，主要有两方面：

（1）"应急反应"：是个体在感受到威胁与挑战时机体发生的"逃跑或搏斗"反应。应急反应是一种"内置的"对情绪刺激的先天反应，这种反应的自主成分使机体做好逃跑或搏斗的积极准备。应急反应时涉及的生理变化：交感-肾上腺髓质系统激活，交感神经兴奋；心率加快，心肌收缩力增强，回心血量增加，心排血量增加，血压升高；呼吸频率加快，潮气量增加；脾脏缩小，脑和骨骼肌血量增加，皮肤、黏膜和消化道的小动脉收缩，血流量减少；脂肪动员为游离脂肪酸，肝糖原分解为葡萄糖；凝血时间缩短。

（2）伴有负性情绪且个体认为没有应对可能性的应激反应：该应激反应状态以环境中有应激源、伴有负性情绪、对环境控制的缺乏或个体认为没有应对的可能性为主要特征。如经历亲人丧亡者，环境有亲人离去的持续应激源，伴有与亲人离去有关的悲伤、无望等，无法改变失去亲人的事实。在该应激状态下涉及的生理变化：下丘脑-垂体-肾上腺皮质轴激活，极度警惕，运动抑制，交感神经系统激活，外周循环阻力增加，血压升高，但是心率和心排血量在副交感神经系统介导下减慢。

2. 应激的心理反应

（1）情绪反应：个体在不同应激源的刺激下，产生程度不同的情绪反应，常见的情绪反应有：

1）焦虑：是最长出现的情绪性应激反应，当个体预感危机来临或预期事物的不良后果时出现紧张不安，急躁、担忧的情绪状态。适当的焦虑反应可以提高人的觉醒水平，是一种保护反应；而过度和慢性的焦虑则会削弱个体的应对能力，导致自主神经功能紊乱。

2）抑郁：是一种消极、悲观的情绪状态，表现为兴趣活动减退，言语活动减少，无助感、无望感强烈，自我评价降低，严重者出现自杀行为，常由丧失亲人、离婚、失恋、失业、遭受重大挫折和长期慢性躯体疾病引发。

3）恐惧：是企图摆脱有特定危险的情境或对象时的情绪状态。适度的恐惧有助于激活警觉期动员途径，使注意力集中而防御风险，但常常缺乏应对的信心，表现为逃跑或回避，严重时出现行为障碍和社会功能的丧失。

4）愤怒：是与健康和疾病关系最直接的一种应激情绪反应。

（2）认知反应：应激时唤起注意和认知过程，以适应和应对外界环境的变化。但应激较剧烈时，认知能力普遍下降。常见的认知性应激反应表现：意识障碍，如意识朦胧、意识范围狭小；注意力受损，表现为注意力集中困难、注意范围狭窄等；记忆、思维、想象力减退等。认知能力下降的一个解释是应激下唤醒水平超过了最适水平，会影响认知功能。常见的认知性应激反应有：

1）偏执：个体在应激后出现认知狭窄、偏激、钻牛角尖，平日非常理智的人变得固执、蛮不讲理。也可表现为过分的自我关注，注意自身的感受、想法、信念等内部世界，而非外部世界。

2）灾难化：个体经历应激事件后，过分强调事件的潜在即消极后果，引发了整日惴惴不安的消极情绪和行为障碍。

3）反复沉思：不由自主地对应激事件反复思考，阻碍了适应性应对策略如升华、宽恕等机制的出现，使适应受阻。这种反复思考常常带有强迫症状的性质。

4）闪回与闯入：在经历了严重的灾难性事件后，生活中常不由自主地闪回灾难的影子，活生生的，就好像重新经历一样；或者是脑海中突然闯入一些灾难性痛苦情境或思维内容，表现为挥之不去。此为创伤后应激障碍的重要症状特点。

此外，某些认知反应可以是心理防御机制的一部分，如否认、投射等，还有某些重大应激后可出现选择性遗忘。

3. 应激的行为反应 当个体经历应激源刺激后，常自觉或不自觉在行为上发生改变，以摆脱烦恼，减轻内在不安，恢复与环境的稳定性。积极的行为性应激反应可为患者减轻压力，甚至可以激发主题的能动性，激励主体克服困难，战胜挫折。而消极的行为性应激反应则会使个体出现回避、退缩等行为。

（1）积极的行为性应激反应：主要包括问题解决策略和情绪缓解策略。前者发挥主观能动性改变不利环境，后者改变自己对事件的情绪反应强度。

1）问题解决策略主要包括以下几方面：一是寻求社会支持。拥有良好的社会支持常常会带来很多资源和能量。二是获得解决问题所需要的信息。全面了解应激源，正确认识压力，了解解决问题的方法等，可以获得更多的选择。三是制定解决问题需要的计划。制定计划，实施计划。四是面对问题，找到切入点。直面问题，直面应激源，能动地适应并改造境遇。

2）情绪缓解策略主要包括以下四个方面：一是宣泄情绪。向他人表达自己的情绪。二是改善认知。评估事件，了解哪些是可以改变的，而哪些又是需要接受的，改变对事物的期待。三是行为放松训练。如放松训练、瑜伽、观呼吸法、冥想等都是积极的应对策略。四是回避问题。避开可以引起痛苦回忆的人或事，回避困难。

当个体遇到应激事件后，常常选择使用不同的应对策略缓解压力，面对困难。但并非所有的积极性应对策略都是适应性的，例如，在事件发生早期，回避策略会阻碍个体寻找解决问题的方法。

（2）适应不良的行为性应激反应：短期看，适应不良的行为性应激反应可以减轻人们的应激反应强度，但长远观察，常常引发不良后果。主要包括：

1）逃避与回避：这是一种常见的消极性应激反应，逃避是指已经接触应激源后远离应激源的行为。如"鸵鸟心态"，在遇到危险时，把头埋入沙子里，以为自己眼睛看不见就是安全。回避是指预先知道应激源会出现，选择提前远离，如拖延、辞职等。

2）退化与依赖：个体经历创伤事件后表现出不成熟的应对方式，失去成人式解决问题的态度和方法，退行至幼稚阶段，退化常伴有依赖心理。

3）敌对与攻击：个体出现过激的情绪反应，过激的行为，其共同的心理基础是愤怒，有时甚至出现自伤及伤人行为。

4）无助与自怜：无助时指无能为力，无所适从，其心理基础常有抑郁的成分，无助常使人无法自主摆脱不利情境。自怜是指自己可怜自己，多见于性格孤僻、独居、对外界环境缺乏兴趣者。

5）物质滥用：某些个体在经历应激事件后会选择通过饮酒、吸烟或服用某些药物的行为方式来转移痛苦，这些不良的行为方式又可以通过强化机制逐渐演变成为个体的习惯化行为（如酗酒）。

（四）应激结果

应激是个体对环境威胁和挑战的一种适应过程，应激的原因是生活事件，应激的结果是适应的和不适应的心身反应。由此可归纳为以下三种转归：

1. 适应 当应激源作用于机体时，机体为保持内环境平衡而改变的过程。所有的生物应对行为的最终目标为适应，个体通过保持内环境稳定，并调整自己的情绪、认知、行为，使之适应社会生存。具体表现为生理层面积极应对，免疫力短暂增强，心理层面承受力、信心、应对能力增强，人际层面改善人际关系，获得更多的社会支持等。

2. 不适应 在应激源刺激下机体出现一系列功能、代谢紊乱和结构损伤，并出现精神障碍和心身疾病，严重时可出现危险或破坏性行为如自杀、自伤、伤人、毁物、出走等意外。

3. 亚适应 当应激源保持一定强度长期存在时，长期的压力刺激导致机体慢慢出现生理及心理水平的亚健康状态。在生理上表现为易疲劳、失眠、食欲差等；在情绪方面表现为情绪易波动，存在焦虑及抑郁体验，但尚达不到情感障碍诊断标准；在认知方面，表现为绝对化思维，非黑即白的观念等，常会影响个体看问题的态度。当亚健康持续发展可使个体发展为某些疾病的高危倾向，出现慢性疲劳或持续的身心失调且常伴有反复感染、慢性咽痛、精力减退、反应能力减退、适应能力减退等。

当个体生活中慢性应激持续存在达 2～5 年，甚至更长时间时，慢性应激存在时间积累效应，容易发生精神障碍或心身疾病。慢性应激非常常见，如婚姻危机、工作不满、人际困难、已明确诊断的重型疾病、烧伤、性侵犯、家庭暴力等。当慢性应激持续存在且得不到有效干预时，个体症状常常迁延不愈。

案例 3-3 分析 李先生病情恶化的原因主要是接受了一项难度较大的工作，感受到了比较大的压力，这成为他的主要应激源，使李先生出现应激反应，加之时间比较长，慢慢削弱了李先生的抗病防病能力，从而使得原有的疾病加重。改善李先生目前状况的方法主要从应激的中介因素来考虑：一是认知评价；二是应对方式；三是社会支持；四是个性特征。

三 护理工作应激

护理工作应激是指在护理工作中护士的各种需求与其生理、心理素质不相适应时出现的一种心身失衡状态。随着社会经济的飞速发展，人们对医疗服务的质量提出的要求越来越高，也给护理工作者带来了新的压力和挑战，使之遭受的应激进一步加重，继而可导致护士身心平衡失调，引发器质功能性障碍，乃至影响护理质量。因此，我们有必要了解护理工作的应激来源，寻求预防或减轻应激反应的方法，指导护士应对现代各种紧张因素，以提高护理质量。

（一）护理工作中常见的应激源

1. 与工作环境有关的应激源 护士长期工作在一个应激源繁多而复杂的环境中，如每天处理各种突发事件；接触不同性格、知识、经济背景的患者与家属；应对患者各种情绪变化；患者的病态对感官的负性刺激；拥挤而紧张的工作环境，特殊的气味；各种致病因子（细菌、病毒、放射线等）的威胁等。在护理重危濒死患者时，护士常感到虽竭尽全力也不能实现救治全部患者的愿望，从而产生内疚、失望、沮丧；儿科环境杂乱，工作琐碎，有的家长对孩子过分关注，因孩子生病而致家长情绪不稳定，儿童病情变化又快，稍不留神就会导致纠纷或事故，护理工作的难度很大；另外医护之间、护患及其家属间的愿望冲突，都会给护士造成很大的心理压力。

2. 与工作负荷有关的应激源　频繁的"三班倒"、长期超负荷的工作状态和脑体并用的劳动是护士工作中普遍存在的主要应激源。据调查想脱离夜班改行的护士偏多，日本要求减少夜班次数的护士占36%，发生功能性腰背痛者为53%。特别是急诊科、ICU等特殊科室，患者病情重、急，实施抢救多，任务重，很容易导致护士身心疲惫。另外，事业竞争带来的紧迫感，人们对护理工作越来越多、越来越高的要求；新仪器、新技术的频繁更新；各种各样的考试等，都需要护士不断学习，这些都给护士造成了较大的工作压力。

3. 与职业风险有关的应激源　医院是防病治病、保障人们健康的场所，在医院，护理工作者的工作对象主要是患者，对患者的健康负有重要责任，由于患者病情复杂多变，不确定性因素多，护士必须及时观察病情并迅速作出处理，在工作中一丝不苟，时刻保持高度警惕。持续、高强度的精神紧张会给护士带来沉重的心理负担。另外随着人们法制意识的增强，医院的医疗纠纷越来越多，稍有不慎就有可能承担法律责任。如此高难度、高风险的工作必然会给护士造成很大的心理压力。

4. 社会对护士的认可度和自身职业期望有关的应激源　随着社会服务整体水平的提升，人们对护理服务工作的范围及质量提出了越来越多的要求。但在实际工作中面对饱受疾病折磨、心理状态不同、文化层次不同的患者时，护士并不能总是满足每个患者的每个期望，此时护士难免会感到工作压力大或有所失望。护士期望自己能成为人们心目中的"白衣天使"，所以工作努力、任劳任怨。然而，"重医轻护"的观念不仅在社会中普遍存在，而且在医院中也是一个不争的事实，在职称晋升、进修深造、福利待遇、社会尊重、社会支持等方面存在诸多差别。护士为患者付出辛苦的劳动，不能得到充分的肯定和补偿，其价值得不到充分的体现，造成护士心理失落、压抑，直接影响护士的身心健康。

5. 护理工作中与人际关系有关的应激源　护理工作中的人际关系包括护患关系、护士之间的关系、医护关系、护士与医院其他人员的关系。各种关系的维系都是一门艺术，任何一种关系出现裂痕或僵持，都会影响护士的工作效率、工作态度及护理质量，甚至是护士的身心健康。同时，和谐的人际关系也是护士缓解压力的调节剂和润滑剂。

6. 与工作和家庭有关的应激源　目前在岗护士中，绝大部分肩负着工作和家庭双重压力。工作中的负面感受有时会影响家庭生活的和谐气氛，同时家庭的责任和家务琐事则会消耗护士的部分精力。如果工作和家庭两者不能维持良好的平衡，就会形成矛盾，成为应激源。良好的家庭关系是护士缓解工作中应激的主要社会支持来源，工作成就又是维持良好家庭生活的重要因素。因此，工作与家庭的关系既是一种潜在的应激源，又是应激反应的重要调节因素。

（二）护理工作中的应激对护士健康的影响

护士面对高强度和作用持久的护理工作应激源，若不能积极地应对并及时有效地控制，就可能发生应激反应，主要体现在以下四个方面：

1. 生理反应　如血压升高、头痛、乏力、心悸、胃肠不适、免疫力下降等多系统器官的主诉和症状。

2. 心理反应　如焦虑、沮丧、攻击行为、不满、压抑及注意力难以集中。

3. 行为反应　如事故倾向、易激惹、情绪冲动等。

4. 组织效应　如缺勤、缺乏团队精神、低效率工作、高事故率、职业衰竭等。

近年来，国外学者对护士的身心健康状况进行调查，提出了"身心耗竭综合征"的概念，它是一种因心理能量在长期奉献给别人的过程中被索取过多而产生的以极度身心疲惫和感情枯竭为主的综合征，表现为自卑、厌恶工作、失去同情心等。

（三）护理工作应激的应对

如前所述可知在护理工作者遭受应激过程中，如不能很好地应对，会导致个体出现生理、心理和行为等方面的不良反应，继而诱发职业倦怠。因此如何应对护理工作中出现的各种应激对维护护理工作者的身心健康和提升护理质量都有重要意义。

1. 注重自身专业素质的培养　首先对专业要有深刻的理解，充分认识护理专业的利他性，认识到从事护理工作提倡有"奉献"精神和服从全局、服务患者的敬业精神。建立终身学习的理念，不断充实知识体系，开拓视野，提升护士人文修养。在完成紧张的工作之余，加强专科理论知识的学习和操作训练，不断掌握新技术、新疗法，减少工作中的被动局面，降低心理压力。

2. 加强心理训练与培训，提高个体心理素质　护士注重自身应对能力的学习和培养，学会应对紧张的必要技巧，提高对心理压力的承受能力，以预防和减少工作刺激。同时做好自我教育，调整潜意识中对自身的评价，给自己传递正面的信息，认真分析自己的能力、兴趣及做好护理工作的不足之处，增强自尊、自信，消除自卑心理。护士还要有意识地培养自己乐观、开朗、热情、和善、宽容的性格，注意提高个人文化修养，培养幽默感和多样化的生活情趣。

3. 正确对待工作压力，掌握放松技巧　保持愉悦的心情，合理地宣泄消极情绪，升华积极情感是减轻工作压力的关键。护士应学会经常评估自己是否处于紧张状态，一旦发现，积极采取适合自己的放松技巧。常用的放松技巧：一是可与有类似经历的同事、朋友倾诉，使自己的苦恼通过谈话得到宣泄。二是培养业余爱好，多参加娱乐、学习、体育活动及常规运动锻炼，如唱歌、打球或外出踏青等都是释放压力的有效途径。三是保证足够的睡眠，合理安排休息时间，以利于身心状态的调整，也有利于健康的恢复。

4. 建立良好的社会支持系统　良好的人际关系是做好工作、增强心理健康的重要措施，护士要与同事、家人、朋友建立密切的联系，当护士身心疲惫或心理压力很大时，可向家人、朋友或同事敞开心扉，倾诉并接纳他们对自己的帮助和支持。借助传媒广泛宣传，争取社会对护理工作的理解和支持。

5. 加强自我防护意识　随着人们法律意识的增强，医疗纠纷越来越多，护士应深入学习相关的法律法规。不但要有敏锐的职业防范意识，还要培养自己预测事态发展的能力，注意沟通技巧，健康宣教时要准确、详细、全面，尤其是对于存在安全隐患的患者。同时，护士还要加强职业安全意识，防止出现职业暴露。

护理工作应激的应对不仅需要护理工作者自身积极参与，同时也需要医院管理部门和其他社会支持系统的共同参与。护理管理者要多关心本职业人群的心理健康，制定各项措施。通过改善、优化环境，充分利用现代手段，减少工作疲劳与强度，合理调配人力，多渠道配备足够的护士，改进夜班制度，提高工作效率，缓解护士心身疲劳；对希望从事护理工作的人员进行优化选拔，注意岗前培训，对不同层次的护士进行角色化行为的诱导和强化，以提高角色转化水平，组织学习心理学知识，建立激励系统，增加护士参与决策的机会，满足心理需求等。

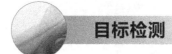

目标检测

一、名词解释

1. 心理健康　　2. 心理应激　　3. 心理健康教育　　4. 挫折

5. 心理防御机制

二、填空题

1. 世界卫生组织定义的健康是：健康不仅仅是_____，而是一种在_____、_____和_____的完好状态与和谐发展。

2. 最重要的两种心理性应激源是_____和_____。

3. 应激常见的情绪反应包括_____、_____和_____。

4. 认知评价是指个体对遇到应激源的_____、_____和_____作出估计，同时也可估计面临应激源时个体可动用的应对资源。

5. 社会支持是指个体与社会各方面包括亲属、朋友、同事等以及家庭、单位、社会团体等组织所产生的_____和_____的联系程度。

三、选择题

1. 影响健康的心理因素不包括（　　）
   A. 认知能力　　　B. 情绪状态
   C. 人格特征　　　D. 生活事件
   E. 气质

2. 某人在工作中受气，回家把火发泄到孩子身上，这属于防御机制的（　　）
   A. 否认　　　B. 转移　　　C. 潜抑
   D. 合理化　　E. 自怜

3. 一些重大灾难后，仅少数人患心身疾病，而且所患疾病也各不相同，这主要取决于患者的（　　）
   A. 经济条件　　B. 年龄　　　C. 生理情况
   D. 人格特征　　E. 遗传因素

4. 最广泛的应激源是（　　）
   A. 心理性应激源　　B. 社会性应激源
   C. 文化性应激源　　D. 躯体性应激源
   E. 家庭性应激源

5. 最具有积极意义的建设性、创造性防御机制是（　　）
   A. 合理化　　B. 转移　　　C. 幽默
   D. 升华　　　E. 抵消

6. "酸葡萄心理"所属的防御机制是（　　）
   A. 合理化　　B. 转移　　　C. 否认
   D. 幽默　　　E. 幻想

7. 研究发现，一年内 LCU 累计超过 300 者，则次年患病的可能性高达（　　）
   A. 50%　　　B. 60%　　　C. 70%
   D. 80%　　　E. 90%

8. 成年个体遇到极伤心的事时，会像孩子似的嚎啕大哭。这种挫折后的反应是（　　）
   A. 攻击　　　B. 退化　　　C. 投射
   D. 反向　　　E. 合理化

9. 心理健康的标准不包括（　　）
   A. 躯体健康　　　　B. 正常的智力水平
   C. 健全的意志　　　D. 完善的人格
   E. 处事乐观，态度积极

10. 影响健康的社会因素不包括（　　）
    A. 政治动荡　　　B. 经济变革
    C. 生活事件　　　D. 风俗习惯
    E. 精神需要和心理需要

四、简答题

1. 心理健康的衡量标准有哪些？
2. 心理健康教育有哪些途径？

五、案例分析

叶先生，55 岁，公司总经理。竞争意识极强，一向商场得意，平时虽有高血压，但无症状。由于同行的恶性竞争，生意屡遭失败，公司濒临倒闭，心境恶劣，坐立不安，血压骤升至 185/115mmHg，应用降压药物不能有效缓解，经过心理医生的疏导治疗，心情逐渐平稳后，降压药物应用达标。

分析：

1. 在叶先生身上出现的生理、心理反应有哪些？

2. 在临床工作中该如何指导类似叶先生这样的患者？

（叶高亮）

第4章 心理评估

心理评估的目的是对心理现象进行定性和定量的客观描述，是护理心理学研究与临床实践的重要方法之一，医学生有必要了解心理评估的基本理论和方法。心理评估在护理心理学中的作用是非常重要的，心理评估是心理干预的重要前提和依据，心理评估还可对心理干预的效果作出判定，无论是心身疾病，还是由理化和生物学因素引起的躯体疾病，患者在患病前及发病过程中都会存在不同程度的心理问题或心理障碍，对这些问题的把握及了解，对于做好心理护理工作是至关重要的，也是预防和治疗心身疾病的一个重要方面，对于维护和促进正常人群的心理健康来说，也需要心理评估的帮助。首先，了解不同个体的心理特点，可借助于心理评估的方法，这样才能有的放矢地对不同人群进行心理卫生方面的指导；其次，对一些不健康行为的研究和评估以及对个体心理方面的影响也需要借助心理评估的方法，这对于改变一个人的不良健康行为、促进他们保持自身的心理健康有很大作用。

第1节　心理评估概述

一　心理评估的概念

心理评估（psychological assessment）是依据心理学的理论和方法对人的心理品质及水平所作的鉴定。心理品质包括心理过程和人格特征等内容，如情绪状态、记忆、智力、性格等。心理测验能够帮助心理学家和其他专业人员客观准确地判断被评估者的心理特征和行为特点。

 案例4-1

患者，女，24岁，在校大学生。因为考研究生压力太大、恋爱失败、就业困难等，近3个月以来每晚睡眠时间为3小时左右，情绪低落、对生活失去兴趣、脱发、体重明显降低、人际关系不好。

问题： 1. 你建议要做哪些心理评估？

2. 心理评估的常用方法有哪些？

案例4-1分析　在征得来访者的同意后，可以做的心理评估有明尼苏达多相人格调查表、洛夏墨迹测验、艾森克人格问卷、卡特尔16项人格测验、抑郁自评量表、焦虑自评量表等。心理评估常用的方法有调查法、观察法、会谈法、作品分析法、心理测验法。

二 心理评估的方法

（一）调查法

调查法是通过晤谈、访问、座谈或问卷等方式获得资料，并加以分析研究，了解被评估者心理特征的一种研究方法。调查法包括历史调查和现状调查两个方面。历史调查主要包括档案、文献资料和向了解被评估者过去的人调查等。现状调查主要围绕与当前问题有关的内容进行。调查对象包括被评估者本人及其周围的知情人（如同学、父母、亲友、老师、兄弟姐妹等）。调查方式除一般询问外，还可采用调查表或问卷的形式进行。调查法的优点是可以结合纵向与横向两个方面的内容，广泛而全面，实施方便，基本不受时间和空间的制约，可在短时间内获得大量的资料。不足之处是调查常常是间接性的评估，材料的真实性容易受被调查者主观因素的影响，可能导致调查结果不真实。

（二）观察法

观察法是按照研究目的对被评估者的外部行为表现进行有计划、有系统的观察，对所观察的事实加以记录和客观的解释，从中发现心理现象产生和发展规律的方法。如通过观察学生在课堂上的表现就可以了解学生注意的稳定性和情绪状态等。观察法可分为自然观察法与控制观察法两种形式。自然观察法指在自然情境中（如家庭、学校、幼儿园或工作环境），被评估者的行为不受观察者干扰，按照其本来方式和目标进行所得到的观察。控制观察法指在经过预先设置的情境中所进行的观察。观察法的优点是材料比较真实和客观，在被评估者未察觉的情况下进行评估，不易受外界干扰，这对儿童的心理评估以及对一些精神障碍者的评估显得尤为重要。不足之处是观察法得到的只是外显行为，对于内隐的认知、态度、情感等过程难以了解。

（三）会谈法

会谈法也称"交谈法"或"晤谈法"。其基本形式是一种面对面的语言交流，也是心理评估中最常用的一种基本方法。会谈的形式包括自由式会谈和结构式会谈两种。自由式会谈是开放式的，气氛比较轻松，没有固定的程序和问题，被评估者较少受到约束，可以自由地表现自己。评估者可以根据评估目的和实际情况灵活提问，且容易获得较真实的资料。自由式会谈不足之处是花费时间较长，有时容易偏离主题，得到的资料不易整理分析。结构式会谈是根据特定目的预先设定好一定的结构和程序进行谈话。谈话内容有所限定，效率较高。评估者可以根据统一的方法处理被评估者的问题，资料便于统计分析。但是在结构式会谈中需要完全按照事先确定的程序进行交谈，缺乏灵活性，会谈气氛比较死板，容易形成简单问答的局面，收集资料有局限性。

会谈是一种互动的过程，在会谈中评估者起着主导和决定的作用。因此，评估者掌握和正确使用会谈技术是十分重要的。会谈技术包括言语沟通和非言语沟通（如表情、姿态等）两个方面。在言语沟通中包含了听与说。听有时比说更重要，耐心地倾听被评估者的表述，抓住问题的每一细节，综合地分析和判断是对评估者的基本要求。在非言语沟通中，可以通过微笑、点头、注视、身体前倾等表情和姿势表达对被评估者的接受、肯定、关注、鼓励等思想，促进被评估者的合作，启发和引导被评估者将问题引向深入。

（四）作品分析法

所谓"作品"是指被评估者所作的日记、书信、图画、工艺品等，也包括生活和劳动过程中所做的事和生产的其他物品。这些"作品"反映了被评估者的心理特征、心理发展水平、行为模式及当时的心理状态等方面的内容。通过分析这些"作品"可以有效地评估其心理水平和状态，对被评估者的心理进行有效的评估。

（五）心理测验法

在心理评估中，心理测验占有十分重要的地位。我们了解一个人的方式有很多，如交谈、观察等，但是这些都无法取代心理测验的作用。因为测验可以对心理现象的某些特定方面进行系统评定，如个体的智力、态度、性格、情绪等，并且测验一般采用标准化、数量化的原则，所得到的结果可以参照常模进行比较，避免了一些主观因素的影响。心理测验的应用范围很广，种类也十分繁多。在医学领域内所涉及的心理测验内容主要包括器质性和功能性疾病的诊断及与心理学有关的各方面问题，如智力、人格、特殊能力、症状评定等。

链接

人类测量实验室

英国生物学家高尔顿是第一个直接推动心理测量运动的学者。他深受进化论的影响，认为人的能力是可以遗传的。为了调查和研究，高尔顿于1884年在伦敦的国际博览会上建立了人类测量实验室，测量身高、体重、视听觉的敏锐度、肌肉力量和反应时等感觉、运动能力。博览会后，该实验室迁移他处，持续了6年，测量了近万人的材料，为对人的个体差异研究积累了大量资料。在他的实验室中，高尔顿还发明了许多测验仪器，有些至今仍然使用。高尔顿的另外一个非常重要的贡献是发展了分析个体差异材料的统计方法。

第2节 心理测验

概念

心理测量就是依据心理学的原则和技术，用数量化手段对心理现象或行为加以确定和测定，心理测验是一种心理测量的工具。为了使测量结果便于比较和数量化分析，心理测量主要采用量表的形式进行。量表是由一些经过精心选择的、一般能较正确而可靠地反映人的某些心理特点的问题或操作任务所组成。测量时让受试者对测量内容做出回答或反应，然后根据一定标准计算得分，从而得出结论。

分类

根据不同的划分标准，可以把心理测验分成不同种类。这里介绍根据心理测验功能、测量方法、测验材料的性质和测验组织方式进行的分类。

（一）根据测验功能分类

1. 智力测验 主要为了测量个体的智力水平。临床上智力测验主要应用于儿童智力发育水平的鉴定以及作为脑器质性损害和退行性病变的参考指标。此外也作为特殊教育或职业选择时的咨询参考。常用的工具：比奈-西蒙智力量表、韦克斯勒成人和儿童智力量表等。

2. 人格测验 常用的量表：明尼苏达多相人格调查表（Minnesota multiphasic personality questionnaire，MMPI）、洛夏墨迹测验、艾森克人格问卷（Eysenck personality questionnaire，EPQ）、卡特尔16项人格测验（Cartel 16 personality test，16PF）。这些测验目前在临床上多用于某些心理障碍患者的诊断和病情预后的参考，也有用于科研和心理咨询对人格的评价等。

3. 特殊能力测验 这类测验偏重测量个人的特殊潜在能力，如音乐、绘画、机械、记忆及写作等特殊能力的测验。多为升学、职业指导及一些特殊工种人员的筛选所用，这类测验在临床上应用得较少。

4. 神经心理测验　是在现代心理测验的基础上发展起来的。它用于评估人的脑功能特征，包括感觉、知觉、记忆、语言、情感等，既可用于正常人的评估，也可用于脑损伤患者的评估。在临床诊断、治疗康复、疗效评估及能力鉴定方面有广泛用途。临床上较常用的神经心理测验有两类：一类是成套测验；另一类是单项测验。成套神经心理测验由多个分测验组成，以 HR 神经心理学成套测验为代表。单项神经心理测验可以重点测量某项心理功能，用于测查患者有无神经学问题，并初步判断患者的心理问题是器质性还是功能性的。

（二）根据测验方法分类

1. 问卷测验　测验多采用结构式问题的方式，让被试者以"是"或"否"或在有限的几种选择上作出回答。这种方法的结果评分容易，易于统一处理。一些人格测验如 MMPI、EPQ 等多采用问卷的形式。

2. 操作测验　测验形式是非文字的，让受试者进行实际操作。多用于测量感知觉和运动等操作能力。对于婴幼儿和受文化教育因素限制的受试者，心理测验主要采用这种形式。

3. 投射测验　测验材料无严谨的结构，如一些意义不明的图像、一片模糊的墨迹或一句不完整的句子。要求被评估者根据自己的理解和感受随意作出回答，借以诱导出内在的经验、情绪或内心冲突。投射法多用于测量人格，如洛夏墨迹测验、主题统觉测验等；也用于异常思维的发现，如自由联想测验、填词测验等。

（三）根据测验材料性质分类

1. 文字测验　所用的是文字材料，它以言语来提出刺激，被试者用言语作出反应。此类测验实施方便，团体测验多采用此种方式编制，还有一些有肢体残疾而无言语困难的患者只能进行文字测验。其缺点是容易受被试者文化程度的影响，因而对不同教育背景下的人使用时，其有效性可能会降低。

2. 非文字测验　由非文字材料组成，如图片、工具、模型等，要求被试者进行操作。优点是不受语言文化影响，但比较费时，不宜团体施测。

（四）根据测验的组织方式分类

1. 个别测验　指每次测验是以一对一形式来进行的，即一次测试一个被试者。这是临床上最常用的心理测验形式，如韦克斯勒智力量表。其优点在于主试者对被试者的言语、情绪状态等可以进行仔细的观察，并且有充分的机会与被试者合作，所以其结果正确可靠。缺点是比较费时，不能在短时间内收集到大量的资料。

2. 团体测验　指每个主试者同时对较多的被试者实施测验。心理测验史上有名的陆军甲种和乙种测验、教育上的成就测验都是团体测验。这类测验的优点在于时间经济，主试者不必接受严格的专业训练即可担任。其缺点为主试者对被试者的行为不能作切实的控制，所得结果不及个别测验正确可靠。团体测验材料也可以用于个别施测，如 MMPI、EPQ、16PF 等。

但个别测验材料不能以团体方式进行，除非将实施方法和材料加以改变，使之适合团体测验。

 三　心理测验应用原则

尽管心理测验有其他方法不可替代的优越性，但这些优越之处能否得到充分发挥，还依赖于测验的使用者是否可以正确使用。因此，对于心理测验的使用要有严格的控制。为了确保心理测验结果的可靠，在进行心理测验时必须遵循以下原则：

（一）标准化原则

标准化原则是指测验的编制、实施、记分和测验分数解释具有一致性，也是提高测验信度与效度的有效保证。因为心理测验的信度考虑的是无关因素对心理测验结果的影响，测验的标准化可以最大程度上减少这种影响。标准化就要求使用者在应用心理测验的过程中要做到：选择公认的标准化心理测验，保证测验具有较高的信度与效度。在标准化的心理测验中要使用统一的指导语，对被试者的指导语应当简洁、清晰，礼貌地告诉被试者如何对测验题目做出反应，严格根据测验指导手册规定实施测验。

（二）保密原则

这也是心理测验的一条道德标准。保密涉及两个方面：一是测验工具的保密；二是测验结果的保密。关于测验的内容、答案及记分方法只有做此项工作的有关人员才能掌握，决不允许随意扩散，更不允许在出版物上公开发表，否则心理测验就失去了应有的效果，当然也就没有使用价值了。为保证测验结果的真实性，必须对测验内容严格保密。保密原则的另一个方面是对受试者测验结果的保护，这涉及个人的隐私权。有关工作人员应尊重受试者的利益，以免对被试者产生不良影响。

（三）客观性原则

心理测验的结果只是测出来的东西，所以对结果作出评价时要遵循客观性原则。换言之就是"实事求是"，对结果的解释要符合受试者的实际情况。任何测验都不可能准确无误地测量出个体的真实面貌，测量结果和真实情况之间总会存在一定的误差。心理测验结果反映的是被试者在测验的特定环境下发生的行为，此次操作的情况，并不一定是被试者在日常生活中的典型行为。人们在自然环境中的行为特征可能与测验中的表现不完全相同。许多因素都可能影响被试者对测验的反应。因此，尽管测验结果有一定的预测性，然而不能依据一次测验结果来下定论，还需要收集被试者的一般背景资料、既往史和目前的症状与表现，参考被试者的生活经历、家庭、社会环境等因素，必要时借助于开放的访谈技术对被试者的心理特征进行评估，与测验结果相互印证，以作出准确、全面的判断。如两个智力测验的结果一样，一个受试者是山区农民，结合他所受教育程度和社会生活条件，可考虑他的智力基本上是正常的；而另一个是某大学教授，测量时严格按标准化原则进行，结合其他表现则考虑到该人的大脑有退行性改变的可能。不要以一两次心理测验的结果来下定论，尤其是对于年龄小的儿童作智力发育障碍的诊断更要注意这一点。总之，在下结论时不要草率从事，评价应结合受试者的生活经历、家庭、社会环境，以及通过会谈、观察获得的其他资料全面考虑。

链接

美国心理学家卡特尔

心理测验史上一位重要代表人物是美国心理学家卡特尔。卡特尔是冯特的学生，对个体差异的研究有浓厚的兴趣。他在莱比锡大学获得博士学位的论文便是关于反应时的个体差异。卡特尔积极从事心理实验室的建立和心理测验运动的传播。1890 年，卡特尔发表了《心理测验与测量》一文，首次使用了心理测验的概念。卡特尔将实验心理学与心理测量结合了起来，认为"心理学若不立足于实验和测量上，决不能够有自然科学的准确性"。

四 标准化心理测验的基本特征

（一）常模

常模（norm）是一种可供比较的某种形式的标准量数。通常有如下几种：

1. 均数 常模的一种普通形式。受试者所测成绩（粗分，或称原始分）与之标准化样本的平均值相比较，确定其成绩的高低。

2. 标准分 均数所说明的问题还是有限的，只看均数，不注意分散情况，所得受试者的信息非常有限。如采用标准分作常模，便可提供更多的信息。标准分能说明受试者的测验成绩在标准化样本的成绩分布图上居何位置。T分常模是标准分衍化出来的另一种常用常模。例如，MMPI 便采用此种常模。它与离差智商的不同之处，是所设的均数值及标准差不同。T分计算的公式：$T=50+10(X-x)/s$。标准 20 和标准 10 即属于这一类，都是改变均数及标准差值而得。

3. 百分位 其优点是不需要统计学的概念便可理解。习惯上将成绩差的排列在下，成绩好的排列在上，计算出样本分数的各百分位范围，将受试者的成绩与常模相比较。如相当百分位 50（P_{50}），说明此受试者的成绩相当标准化样本的第 50 位。即是说，样本中有 50% 的人数，其成绩在他之下（其中最好的至多和他一样），另外 50% 人数的成绩比他的好。

4. 划界分 在筛选测验中常用此常模。如教育上用 100 分制时，以 60 分为及格分，此即划界分。而入学考试时的划界分因考生成绩和录取人数而异。在临床神经心理测验中，将正常人与脑病患者的测验成绩比较，设立划界分，用这个分数划分有无脑损害。如果某测验对检查某种脑损害很敏感，就说明设立的划界分很有效，患者被划入假阴性的人数就很少甚至没有，正常人被划为假阳性的也很少或没有。如果不敏感，则假阳性或假阴性的机会均会增加。

5. 比率（或商数） 这一类常模也较常用。在离差智商计算方法之前，便使用比率智商。其计算方法 $IQ=MA/CA\times100$，是将 MA（心理年龄）与 CA（实际年龄）相等的设作 100，以使 IQ 成整数。

以上是通用常模形式，此外还有各种性质的常模，如年龄常模（按年龄分组建立的）、性别、区域和各种疾病诊断的常模。从可比性看，常模越特异越有效。从适应性讲，则以通用常模使用方便。例如，以智力测验为例，全国常模运用的范围广，而区域常模应用的地区则有限，但后者比前者更精确。有的常模虽系区域性，但因该区域有代表性，也可用于相似地区。

（二）信度

心理测验的信度（reliability）是指同一受试者在不同时间用同一测验（或用另一套相等的测验）重复测验，所得结果的一致性程度。信度用系数（coefficient）来表示。一般说，系数越大，说明一致性越高，测得的分数越可靠；反之，则相反。信度的高低与测验性质有关。通常，能力测验的信度（要求 0.80 以上）高，人格测验的信度（要求 0.70 以上）低。凡标准化的测验手册，都需要说明本测验用各种方法所测得的信度。测验信度通常有如下方法：

1. 重测信度 同一组受试者在两次不同时间作同一套测验所得结果的相关性检验。

2. 正副本相关 有的测验同时编制了平行的正副本，将同一组受试的两套测验结果进行相关性检验。

3. 分半信度　将一套测验的各项目（要求按难度为序）按奇、偶数号分成两半，对所测结果进行相关性检验。

其他尚有因素信度、测量标准误等。

（三）效度

所谓效度（validity）即有效性，指此测验是否测查到所要测查的内容，测查到何种程度。如一个智力测验，若测验结果所表明的确实是受试者的智力，而且测验结果准确，那么这一智力测验的效度好；反之则不好。美国心理协会在《心理测验和诊断技术介绍》（简称 APA）及《教育和心理测验的标准与手册》中将效度分为三类，即校标（criterion）效度、内容（content）效度和结构（construct）效度三类，以后广泛沿用。

1. 校标效度　即将测验结果与某一标准行为进行相关检查。如智力测验与学习成绩、诊断测验与临床诊断进行相关检查等均属之。

2. 内容效度　指测验反映所测量内容的程度。如算术成就测验应反映受试者运算能力的程度。测验与之相关的标准，可由相关专家对测验项目与所涉及的内容范围进行符合性判断，并对测题进行必要的修改，直至多数专家对测验的内容效度感到满意为止。

3. 结构效度　反映编制此测验所依据理论的程度。如编制智力测验，必定依据有关智力的理论，该测验所反映此智力的程度，可用结构效度来检验。

（四）方法的标准化

施测方法、记分方法、标准结果的换算法等都要按一定的规定进行，方符合标准测验的条件。

 案例4-2

患者，男，17 岁，甘肃省平凉市高中一年级学生。在上学路上遭遇车祸，导致头部受伤，患者昏迷。急诊头部 CT 检查提示硬脑膜外血肿、蛛网膜下腔出血，急诊手术，拟行头颅去除骨瓣减压术、颅内血肿清除术等。术后 3 天意识恢复，语言有口吃、动作缓慢，1 周后需要给患者实施智力测验。

问题：1. 对患者使用韦氏成人智力量表测验的标准程序应该注意哪些？

2. 给患者使用韦氏成人智力量表进行测验的顺序如何安排？

第 3 节　常用的心理测验

一 智力测验

（一）智力的概念和智力单位

智力（intelligence）是一种潜在的、非单一的能力，它是一种知觉、分析和理解信息的复杂的混合体。智力与人的先天遗传因素有关，它在发展过程中可由于环境和学习的影响而促进或延缓，它也与人的生长、发育以及成熟、衰老等生理状况关系密切。智力单位是在智力测验中衡量智力高低的尺度，最常用的是智商（IQ）表示法。

（二）常用智力测验

1. 韦氏智力量表　是在 1939 年由纽约贝勒维（Bellevue）精神病院的心理学家韦克斯勒（Wechsler）编制的《韦克斯勒—贝勒维智力量表》（W-B）基础上，经过不断修订标准化而成，它包括韦氏成人智力表（WAIS，16 岁以上）、韦氏儿童智力量表（WISC，6～16 岁）和韦氏学前儿童智力量表（WPPSI，4～6岁）3个量表。韦氏智力量表采用离差智商的计算方法，是目前世界上应用最广泛的智力测验量表。我国修订的韦氏儿童智力量表包括 12 个分测验，分为文字和非文字两部分。文字部分称为言语分量表，非文字部分称为操作分量表。每个分量表又包含 5～6 个分测验，每个分测验集中测量一种智力能力，题目均按由易到难排列。言语分量表包括常识、领悟、算术、相似性、词汇和数字广度等一些测验，这些方面构成一个人的言语能力，根据测验结果可以得出言语智商。操作分量表包括数字符号、图画填充、积木图、图片排列、图形拼凑等分测验，测验结果可以得出操作智商，而两个分量表合并还可以得出总智商。除言语测验中的数字广度测验和操作测验中的迷津测验外，其他 10 个测验是被试者非做不可的，数字广度测验和迷津测验可作为补充测验或替换测验。现将每个分测验简单介绍如下。

（1）言语测验

1）常识（information）测验：共有 29 个测验项目。要求被试者回答一些知识性问题，主要测验被试者对日常事物的认识能力等。常识的丰富与否，可以反映被试者的智力。

2）相似性（similarity）测验：测验被试者抽象概括能力，包括 13 组配成对的名词，要求被试者说出两样东西间的相似性。主要测量逻辑思维能力、抽象思维能力、分析能力和概括能力等。

3）算术（arithmetic）测验：共有 14 个测验题，测验被试者心算推理能力、计算和解决问题的能力及思想集中的能力。算术测验在智力测验中常被广泛应用，因为它和各量表的总分数均有很高的相关，对预测一个人未来的心智能力有很高的价值。

4）词汇（vocabulary）测验：共有 40 个词。要求被试者对听到或看到的词的一般意义加以解释。主要测量词汇知识，与抽象概括能力有关，是测量一般智力因素的最佳测验。

5）领悟（comprehension）测验：共有 14 道题，测验被试者对实际知识的理解及判断能力。要求被试者解释为什么某种活动是合乎需要的，在某种情景下，更好的活动方式是什么等。

6）数字广度（digit span）测验：共有 19 个项目。测验被试者的注意力和短时记忆能力。要求被试者顺背和倒背数字，均以成功背出的最高位数记分数，如成功背出 7 位数，便记 7 分。该测验顺背的最高分为 12 分，倒背的最高分为 10 分。

（2）操作测验

1）图画填充（picture completion）测验：测验被试者的视觉记忆和视觉空间理解能力，共有 21 张未完成的图片，每张图片上所画的东西均缺一个重要部位，要求被试找出缺失的是什么（图 4-1）。

2）图片排列（picture arrangement）测验：测验被试者对故事情节的理解能力，共有 8 套图片，以打乱顺序的一套图片呈现给被试者，要求他排列出该套图片的正确顺序，使之能说明一个完整的故事。该测验可以测量一个人不用语言文字而能表达和评价整个情景的能力。

3）积木图（block design）测验：测验被试者对视觉-空间的分析和综合能力。它将 9 块积木交给儿童，让其按主试者交给的样子摆出来，共有难度渐增的 10 个样式（图 4-2）。

4）图形拼凑（object assembly）测验：测验被试者处理局部和整体关系的能力。它是由不同复杂程度和难度的 4 个实物图片的碎块组成。按顺序将 4 个物件图片碎块呈现给被试者，要求其组装成完整的实物图片。在临床上主试者可看出被试的知觉类型和他对尝试错误方法依赖的程度，以及对错误反应的应付方式（图 4-3）。

5）数字符号（digit symbol）测验：共有 90 个项目。要求被试者根据所提供的数字符号关系在数字下面填写相应的符号。主要测量被试者的注意力、简单感觉运动的持久力、建立新联系的能力和速度等。

6）迷津测验：共有 9 个由简单到复杂的迷津，要儿童用铅笔正确找出出口，该测验的目

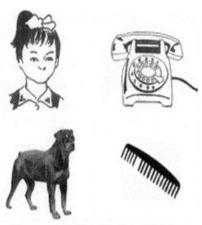

图 4-1 韦氏智力测试图–图画填充

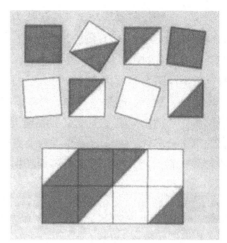

图 4-2 韦氏智力测试–积木图

的是在新的情景下测量儿童计划的能力以及一个人的谨慎和机智。WISC-R（修订的韦克斯勒儿童智力量表）不仅能测量出被试的总体智力，而且能测量出其言语智商和操作智商，因而可以对儿童智力的不同侧面进行诊断。

2. 斯坦福-比奈量表 第一个比奈量表（Binet Scale，B-S）于 1905 年为法国比奈（A. Binet，1857—1911）和西蒙（Simon，1873—1961）所编制，是世界上第一个智力量表，以后分别于 1908 年和 1911 年作了修改。至 1916 年美国 Terman 在斯坦福大学对 B-S 作了很大调整，最突出的是第一次提出 IQ 及其计算法（比率智商计算法），此量表被称为斯坦福-比奈量表（Stanford Binet，B-S）。该量表中的测验项目沿用 B-S 方法，按难度依年龄组排列，每一年龄组包

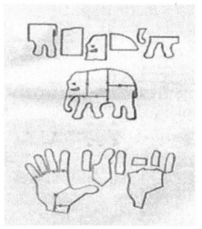

图 4-3 韦氏智力测试–图形拼凑

括 6 个项目，每通过一项计月龄两个月，6 项全通过，说明受试者的智力达到了这个年龄水平。这种项目排列法在心理测验学上称"混合列车"式。至 1960 年，改比率智商计算法成离差智商计算法，至 S-B4 又将项目的"混合列车"式排列，改成"专列"式排列，即仿 W-S 方式，将功能相同的项目集中成分测验，所以量表由许多测验组成，而不按年龄组分段。于是 S-B4 的形式与 W-S 相似。S-B4 有 15 个分测验，组成四个领域：即词语推理、数量推理、抽象/视推理及短时记忆。最初 S-B 为预测儿童学习能力而编，所以此量表一直在教育方面用得较多。我国陆志韦于 1937 年修订过 S-B 的 1916 年版本，后由吴天敏于 1986 年根据陆氏修订本再作修改。

3. 瑞文标准推理测验 智力测验从方式上分类，有文字测验、非文字测验及混合测验三类。韦氏测验和比奈-西蒙测验都属于混合测验，而瑞文标准推理测验则是纯粹的非文字智力测验。瑞文标准推理测验是英国人瑞文在 1938 年设计的一个智力量表。该测验使用方便，较少受被试者特殊文化背景的影响。测验由 60 张图案组成，由易到难分成 ABCDE 5 组，每组都有一定的主题，既可用于个别测验，也可用于团体测验。瑞文标准推理测验适用的年龄范围十分广泛，6 岁以上任何年龄的被试者都可以使用。

4. 卡特尔 16 种因素人格测试（16PF） 16PF 测验由美国伊利诺州立大学人格及能力研究

所雷蒙德·卡特尔教授编制。卡特尔认为"根源特质"是人类潜在、稳定的人格特征，是人格测验应把握的实质。16PF 测验是评估 16 岁以上个体人格特征的最普遍使用的工具，广泛适用于各类人员，对对象的职业、级别、年龄、性别、文化等方面均无限制。16 种个性因素在一个人身上的不同组合，就构成了一个人独特的人格，完整地反映了一个人个性的全貌。从乐群、聪慧、自律、独立、敏感、冒险、怀疑等 16 个相对独立的人格特点对人进行描绘，并可以了解应试者在环境适应、专业成就和心理健康等方面的表现。在人事管理中，16PF 能够预测应试者的工作稳定性、工作效率和压力承受能力等。可广泛应用于心理咨询、人员选拔和职业指导的各个环节，为人事决策和人事诊断提供个人心理素质的参考依据。

二 人格测验

人格测验（personality test）也称个性测验，测量个体行为独特性和倾向性等特征，最常用的方法有问卷和投射技术。问卷法由许多涉及个人心理特征的问题组成，进一步分出多个维度或分量表，反映不同人格特征。常用人格问卷有艾森克人格问卷（EPQ）、明尼苏达多项人格测验（MMPI）和卡特尔 16 种因素人格测验（16PF）。投射技术包括几种具体方法，如洛夏墨迹测验、逆境对话测验、语句完成测验等。

（一）艾森克人格测验

1. 艾森克人格问卷（EPQ） 是由英国心理学家艾森克（Eysenck H. J.）根据其人格三个维度的理论编制而成，目前在国际上应用十分广泛。我国有成人（适用于 16 岁以上）和青少年（适用于 7～15 岁）两种形式的修订本。艾森克人格问卷中包含的三个人格维度分别为内-外倾（E）、神经质（N）和精神质（P），分别用 E、N、P 三个分量表测量，这三个基本因素构成了人格的三个维度，个体在这三个维度上的不同表现程度，构成了各自不同的人格特征。第四个分量表为效度量表（L），测量说谎或掩饰，但也代表一种人格特征，反映被试者的朴实、遵从社会习俗及道德规范等特征。内-外倾和情绪稳定性维度是正态分布，而精神质维度得分为极端偏态分布，绝大多数人处于稳定的一端。国外艾森克人格问卷儿童版本为 97 项测查项目，成人版本为 101 项测查项目。我国龚耀先修订的成人和儿童版本均为 88 项，陈仲庚修订成人版本为 85 项。

2. 各个分量表的意义

（1）内-外倾（E）：高分表示人格外倾，其特征喜好交际，渴望刺激和冒险，情感易于冲动；低分表示人格内倾，特征为喜好安静、内省，除了亲密好友外，对一般人冷淡，不喜欢刺激，喜欢有秩序的生活。

（2）神经质（N）：又称情绪性，反映的是情绪稳定性。高分特征情绪不稳定，焦虑、担忧，常常闷闷不乐、忧心忡忡，有强烈的情绪反应，甚至出现不够理智的行为；低分则情绪稳定，情绪反应缓慢而轻微，容易恢复平静，性情温和，善于自我控制，不易焦虑。

（3）精神质（P）：测查与精神病理有关的人格特征，并非指精神病，它在所有人身上都存在，只是程度不同而已。高分特征孤独，不关心他人，难以适应外部环境，不近人情，感觉迟钝，与他人关系不佳，喜欢寻衅闹事。

（4）效度量表（L）：测查朴实、遵从社会习俗及道德规范等特征。高分表明被试者具有掩饰、隐瞒特点。

3. 填表说明 读懂指导语，被试者按照每个项目的陈述，根据自己的实际情况答"是"或"否"，把答案划在答卷纸上。收卷后算出 4 个量表的原始分数，再对照常模，将原始分数换算成以 50

为平均数，10为标准差的标准 T 分数，制成剖析图，就可以对被试者的人格进行分析。EPQ为自陈量表，实施方便，有时也可用作团体测验，是我国临床应用最为广泛的人格测验表之一。

（二）投射测验

"投射"一词源于精神分析理论，该理论认为一个人对一事物的感知、联想或反应有时是由潜意识或内心深处的矛盾冲突所决定的。投射测验是采用含糊、模棱两可的无结构刺激材料，让被试者根据自己的认知和体验来解释、说明和联想，以诱导出受试者的经验，使其人格特点"投射"到这些测验材料上，使评估者得以了解被试者的人格特征和心理冲突，从而将其心理活动从内心深处暴露或投射出来的一种测验。这类测验的共同特点：测验材料无结构；测验方法是间接的，被试者不知道测验目的；回答自由；可以按多个变量对回答进行解释。投射测验一般只有简短的指示语，在这种情况下，被试者对材料的知觉和解释就反映了他的思维特点、内在需要、焦虑冲突等人格特征。刺激材料越不具有结构，被试者的反应越能代表其人格的真正面貌。投射测验有多种形式，现在最常用的是洛夏墨迹测验和主题统觉测验。

1. 洛夏墨迹测验（Rorschach test） 简称 Rorschach，是洛夏墨迹技术最为流行的投射技术之一。该技术是由瑞士精神病医师海曼·洛夏（Hermann Rorschach）创造的。目的是为了在临床诊断中对精神分裂症与其他精神病作出鉴别，也用于研究感知觉和想象能力。洛夏墨迹测验共有10张墨迹图，其中5张（1，4，5，6，7）黑白，3张（8，9，10）彩色，另两张（2，3）除黑色外，还加有鲜明的红色（图 4-4）。洛夏墨迹测验的施测分两个阶段进行，首先是自由联想阶段，主试者按顺序出示每一张图片，同时问受试者"这像什么？""这使你想到什么？"，让受试者按照自己所想象的内容做自由描述，记下受试者的反应时间和说的每一句话。然后是

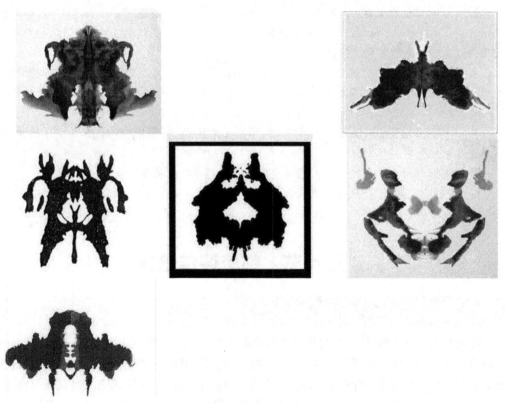

图 4-4 墨迹图

询问阶段，询问被试者其答案是根据墨迹的哪一部分反应的，以及引起反应的因素有哪些。最后进行结果分析和评分。洛夏墨迹测验记分系统较复杂，需根据反应部位、反应决定因子和反应内容三个方面进行记分，目前常用于正常和病理人格的理论和临床研究。洛夏墨迹测验结果主要反映个人人格特征，但也可得出对临床诊断和治疗有意义的精神病理指标，主要有抑郁指数、精神分裂症指数、自杀指数、应付缺陷指数及强迫方式指数等。这些病理指数都是经验性的，但在临床上很有用。洛夏墨迹测验在临床上是一个很有价值的测验，但其记分和解释方法复杂，经验性成分多。主试者需要经过长期训练，具备丰富的经验、广泛的人格理论，以及心理、病理的知识和经验才能逐渐正确掌握。

2. 主题统觉测验（thematic apperception test，TAT） 最先由哈佛心理诊所的墨里（Murray H.）及其同事于1935年编制而成，它不仅在临床实践和研究中广泛应用，还用作开发其他心理测量工具的模型。主题统觉测验是被试者面对图画情境编辑故事，故事内容往往包括其所压抑的潜意识材料。因此在解释测验结果时，必须特别注意被试者编选故事的主题，找出故事中的主角或英雄人物，墨里认为这就是被试者的化身。继而再分析这些人物的需要以及受试者所受到的压力。主题统觉测验由30张黑白图片组成，根据被试者的年龄、性别采用其中20张进行测试。要求被试者根据图片讲故事，每个故事约15分钟。主题统觉测验对于了解被试者与其父母的关系及障碍尤为有用。记分时要同时考虑故事的内容（情节、心理背景等）和形式（如长度、种类等）。主题统觉测验适用于各种年龄和不同种族的人群。

案例 4-2 分析

1. 按照量表标准程度施测，每个测验均有指导语，应按原话宣读指导语。

2. 主试必须受过训练，掌握本量表测验技术——提问技术、鼓励回答技术、书写回答格式、记分方法、记分标准、原始分换算标准分方法、计算智商方法、测量结果解释。测验材料齐备，使用得心应手，测验时间选择恰当。

3. 主试应努力取得被试合作，尽量使之保持对测验的兴趣。可用"好""这不花你许多时间吧""这里还有另一些不同方式的测试""我想你一定会感兴趣"等鼓励言语，但不能说"对""不错"。

4. 严格测量时限：有些项目无时限，但不能任意延长。一般10秒或15秒钟可以考虑好回答（有时限的时间反而长）。

5. 原话记录分数：按被试回答原话记录，并将其分数记录在该项目后面。

6. 一般按先言语测验后操作测验的顺序进行。如遇语言障碍或情绪紧张的被试，不妨先做一两个操作测验。测验通常一次做完，对于容易疲劳或动作缓慢的被试者，也可分次完成。

第4节 临床评定量表

概述

评定量表可分为两种形式：自评量表和他评量表。自评量表是由被评者自己按照量表内容，根据自己的感受、想法和经验等作出回答。他评量表是由医生、护理工作者、教师或家长等根据对被评者的观察结果进行评定。评定量表具有数量化、客观、可比较和简便易用等特点。在选择评定量表时，首先要根据研究目的选择信度、效度都比较高的量表。此外每种评定量表都有一定的针对对象，选择时要注意病种、年龄等条件。症状量表多为评定检查当时或过去1周或 2 周的情况，评定者应当明确所用量表的评定范围以免造成误差。

 常用自评量表

症状评定量表中应用最广泛的是自评量表。自评量表可以用于精神科和心理卫生机构对来访者进行初步的筛查，并为进一步的检查、诊断和治疗提供方向性的线索。自评量表也可以用作患者症状严重程度的评定手段。在综合性医院中，可用来了解躯体疾病患者的心理状况，在精神卫生普查中可用于调查和研究工作。症状自评量表主要用于成年人神经症、适应障碍和轻症精神障碍的患者，对于缺乏自制力的重症精神障碍患者不适用。临床常用的症状自评量表有 SCL-90、SDS、SAS 等。

（一）90 项症状自评量表

90 项症状自评量表（symptom checklist 90，SCL-90） 包含较广泛的精神症状学内容，涉及感觉、情绪、思维、意识、行为及生活习惯、人际关系、饮食睡眠等多个方面。它能较准确地评估患者的自觉症状，较准确地反映患者的病情及其严重程度，可以广泛应用于精神科和心理咨询门诊，作为评估来访者心理问题的一种重要手段；也可以应用于综合性医院，以了解躯体疾病患者的精神症状。SCL-90 共有 90 个项目，每个项目均采取 5 级评分制。无：自觉没有该项症状。轻度：自觉有该项症状，但对被试者无实际影响或影响轻微。中度：自觉有该项症状，对被试者有一定影响。相当重：自觉经常有该项症状，对被试者有相当程度的影响。严重：自觉该症状的频率和强度都十分严重，对被试者影响严重。

SCL-90 包括 9 个因子，分别为躯体化、强迫症状、人际关系敏感、抑郁、焦虑、敌对、恐怖、偏执和精神病性。此外，有 7 个项目不能归入以上因子，一般将它们归入因子 10 "其他"中。SCL-90 有多个统计指标，最常用的是总分和因子分。总分是 90 个单项分相加之和，能够反映病情的严重程度，它的变化可以反映病情的演变；因子分可以反映症状群的特点，并反映靶症状群的治疗效果。根据总分、阳性项目数、因子分等评分结果情况，可判定被试者是否有阳性症状、心理障碍或是否需进一步检查。因子分越高，反映被试者症状越多，障碍越明显。

（二）抑郁自评量表

抑郁自评量表（self-rating depression scale，SDS）由美国 Zung 于 1965 年编制而成。量表操作方便、易于掌握，能有效地反映有无抑郁症状及其严重程度和治疗中的变化，特别适用于综合性医院以发现抑郁症患者，也可用于流行病学调查。抑郁自评量表共有 20 个项目，反映抑郁状态的 4 种特异性症状，即精神性-情感症状、躯体性障碍、精神运动性障碍、抑郁的心理障碍。每个项目后有 1～4 级评分选择：很少有该项症状；有时有该项症状；大部分时间有该项症状；绝大部分时间有该项症状。评定时间为最近 1 周内，由被试按照量表说明进行自我评定，依次回答每个题目。

自评结束后将所有项目得分相加，即得到总分。抑郁自评量表主要的统计指标是总分。20 个项目的分数相加即得到原始粗分，以原始粗分乘以 1.25，取整数部分即得到标准总分。记分时要注意量表中的反向评分题目。中国常模总粗分分界值为 41 分，标准分分界值为 53 分。即总分超过 41 分可考虑筛查阳性，即可能存在抑郁倾向，需要进一步检查。抑郁严重指数=总分/80，指数越高，反映抑郁程度越高。

（三）焦虑自评量表

焦虑自评量表（self-rating anxiety scale，SAS）由美国 Zung 于 1971 年编制而成。量表从构造的形式到具体评定方法都与抑郁自评量表相同。焦虑自评量表用于有无焦虑症状及其严重程度的评定，能准确反映有焦虑倾向的精神患者的主观感受。适用于有焦虑症状倾向的成年人，已经作为心理咨询门诊了解来访者焦虑症状的常用自评工具，也适用于流行病学调查。焦虑自评量表由 20 个陈述句或相应的问题条目组成。每个问题条目均按 1～4 四个等级评分：很少有该项症状；有时有该项症状；大部分时间有该项症状；绝大部分时间有该项症状。评定时间为最近 1 周内。

焦虑自评量表的主要统计指标也是总分。总粗分的分界值为 40 分，标准分为 50 分。即总分超过 40 分可考虑筛查阳性，即可能存在焦虑倾向，需要进一步检查。总之，SAS 是评价焦虑相当简便的临床工具。国外研究认为 SAS 能较准确地反映有焦虑倾向的心理障碍患者的主观感受。但是 SAS 无法鉴别神经衰弱、抑郁症、焦虑症的严重性和特殊性，必须同时运用其他自评量表。

（四）生活事件量表

生活事件对心身健康的影响日益受到人们的重视，许多研究报道了生活事件与某些疾病发生、发展或转归的相关关系。

1. 目的　生活事件量表（life event scale，LES）的使用目的是对精神刺激进行定性和定量。

2. 作用

（1）甄别高危人群，预防精神障碍和心身疾病，对 LES 分值较高者加强预防工作。

（2）指导正常人了解自己的精神负荷，维护心身健康，提高生活质量。

（3）用于指导心理治疗、危机干预，使心理治疗和医疗干预更具针对性。

（4）用于神经症、心身疾病、各种躯体疾病及重性精神疾病的病因学研究，可确定心理因素在这些疾病发生、发展和转归中的作用分量。

3. 适用范围　LES 适用于 16 岁以上的正常人、神经症、心身疾病、各种躯体疾病患者以及自知力恢复的重性精神病患者。

4. 使用方法和计算方法　LES 是自评量表，含有 48 条我国较常见的生活事件，包括三个方面的问题：一是家庭生活方面（28 条），二是工作学习方面（13 条），三是社交及其他方面（7 条），另设有 2 条空白项目，供当事者填写已经经历而表中并未列出的某些事件。填写者须仔细阅读、领会指导语，然后逐条过目。根据调查者的要求，将某一时间范围内（通常为 1 年内）的事件记录下来。有的事件虽然发生在该时间范围之前，但如果影响深远并延续至今，仍可作为长期性事件记录。对于表上已列出但并未经历的事件应一一注明"未经历"，不留空白，以防遗漏。然后，由填写者根据自身的实际感受而不是按常理或伦理道德观念去判断那些经历过的事件对本人来说是好事或是坏事、影响程度如何、影响持续的时间有多久。一过性的事件如流产、失窃要记录发生次数，长期性事件如住房拥挤、夫妻分居等不到半年记为 1 次，超过半年记为 2 次。影响程度分为 5 级，从毫无影响到影响极重分别记 0、1、2、3、4 分。影响持续时间分 3 个月内、半年内、1 年内、1 年以上共 4 个等级，分别记 1、2、3、4 分。

生活事件刺激量的计算方法：

（1）某事件刺激量=该事件影响程度分×该事件持续时间分×该事件发生次数。

（2）正性事件刺激量=全部好事刺激量之和。

（3）负性事件刺激量=全部坏事刺激量之和。

（4）生活事件总刺激量=正性事件刺激量+负性事件刺激量。

另外，还可以根据研究需要，按家庭问题、工作学习问题和社交问题进行分类统计。

5. 结果解释 LES 总分越高反映个体承受的精神压力越大。95%的正常人 1 年内的 LES 总分不超过 20 分，99%的不超过 32 分。负性事件的分值越高对心身健康的影响越大，正性事件分值的意义尚待进一步研究。

（五）护理工作者用住院患者观察量表

1. 目的及作用 护理工作者用住院患者观察量表（nurses observation scale for inpatient evaluation，NOSIE）由临床护理工作者依据对住院患者病情纵向观察，对患者的行为障碍、病情的演变及治疗效果进行客观评定，为临床治疗、护理及精神药理学研究提供科学依据。此量表由 Honigteld G.等于 1965 年编制，为 80 项版本，广泛应用的为 30 项版本，简称为 NOSIE-30。

2. 注意事项 由经过量表评定训练的护理工作者任评定员，最好是患者所在病室的护理工作者，根据对患者的连续观察进行评定。量表作者原先规定评定的时间范围为以往 3 天，但也可根据研究和临床的需要自行规定。原先还规定需有 2 名评定员独立评分，这也可以根据实际的需要和可能灵活掌握。

3. 结果评定 评定内容共 30 项。NOSIE 中，每项为一描述性短语，如肮脏、对周围环境有兴趣、自觉抑郁沮丧等。本量表为频度量表，按照具体现象或症状的出现频度，分 0～4 分 5 级进行评分：0 分，无；1 分，有时是或有时有；2 分，较常发生；3 分，经常发生；4 分，几乎总是如此。

4. 结果分析 包括因子分、总积极因素分、总消极因素分和总分。本系统采用的分析方法是根据量表作者 1975 年对 2415 名精神分裂症住院患者的 NOSIE 评定因子分析结果并稍加修正而成。

5. 应用评价 本量表适用于住院的成年精神病患者，特别是慢性精神病患者，包括老年期的痴呆患者。它是护理工作者所用精神科量表中最普遍的一种。

目标检测

一、名词解释

1. 心理评估 2. 心理测验 3. 调查法

4. 观察法 5. 个别测验

二、填空题

1. 临床心理学的两个基本任务是_____和_____。

2. 心理评估的使用者必须具备一定的_____，达到一定的_____。对心理评估者的要求包括_____和_____两个基本方面。

3. 量表是由一些经过精心选择的、一般能较正确而可靠地反映人的某些_____或_____所组成。

4. 因为心理测验是一种数量化手段，因此必须把_____贯彻于始终。

5. 心理品质包括_____和_____等内容，如情绪状态、记忆、智力、性格等。

6. 心理评估常用的方法有_____、_____、_____、作品分析法和心理测验法。

7. 进行心理测验时必须遵循的原则：标准化原则、_____和_____。

三、选择题

1. 临床心理评估所遵循的原理、方法及原则，一般不涉及的领域是（　　）
   - A. 管理学
   - B. 心理学
   - C. 社会学
   - D. 医学
   - E. 教育学

2. 临床心理评估的主要功能不包括（　　）
   - A. 评估干预效果
   - B. 提供干预依据
   - C. 筛选干预对象
   - D. 促进护患沟通
   - E. 区分心理干预等级

3. 心理评估者应具备的心理素质条件为（　　）
   - A. 观察能力
   - B. 智能水平
   - C. 自我认识能力
   - D. 人际沟通能力
   - E. 临床护理能力

4. 心理评估的基本程序不包括（　　）
   - A. 确定评估目的
   - B. 当前心理问题
   - C. 心理测验
   - D. 整理资料
   - E. 收取评估费用

5. 通过晤谈、访问、座谈或问卷等方式获得资料，并加以分析研究，了解被评估者心理特征的一种研究方法是（　　）
   - A. 调查法
   - B. 观察法
   - C. 会谈法
   - D. 作品分析法
   - E. 心理测验法

6. 根据测验功能分类的是（　　）
   - A. 智力测验
   - B. 操作测验
   - C. 投射测验
   - D. 文字测验
   - E. 非文字测验

7. 根据测验组织方式分类的是（　　）
   - A. 个别测验
   - B. 操作测验
   - C. 投射测验
   - D. 文字测验

E. 洛夏墨迹测验

8. 艾森克人格问卷（EPQ）编制的理论依据是人格的（　　）
   - A. 特质理论
   - B. 三维理论
   - C. 神经学理论
   - D. 精神学理论
   - E. 性格理论

9. 采用观察法评估患者，直接观察的适宜时间为（　　）
   - A. 5～10 分钟/次
   - B. 10～30 分钟/次
   - C. 30～60 分钟/次
   - D. 1～2 小时/次
   - E. 1.5～2 小时/次

10. 艾森克人格问卷的分量表之"E 量表"即该问卷的（　　）
    - A. 精神质维度
    - B. 内-外向维度
    - C. 掩饰量表
    - D. 神经质维度
    - E. 气质量表

四、简答题

1. 心理评估的基本程序及常用方法有哪些？
2. 常用的人格测验有哪些？
3. 简述常用的临床评定量表。
4. 简述心理测验时应该遵循的原则。

五、案例分析

某公司高级管理人员，最近半年对工作兴趣丧失，无愉快感、精力减退、精神运动性迟滞、评价过低、自责、内疚、联想困难、思考力下降、反复有轻生念头或行动、睡眠障碍失眠、食欲下降、体重减轻、性欲减退甚至无，伴有社会功能受损。你推荐何种心理评估的量表？如何实施临床心理评估工作？

（刘旭君）

第5章 心理咨询与心理治疗

随着医学模式的转变，护理技术也发展到了对患者身心进行整体护理的全新阶段。在临床护理工作中，护士有必要掌握心理咨询和心理治疗的一些基本技能，根据患者的心理行为变化，有针对性地为其提供更好的护理服务，以帮助他们改善不良情绪与行为，促进疾病的好转并增强个体的社会适应能力。

第1节 心理咨询

● 案例 5-1

患者，女性，34岁，大学文化程度，离异，独自抚养一个8岁的孩子。当其乳房肿块诊断为恶性时，她非常害怕，经常夜里醒来，担心手术及费用，担心治疗期间孩子的照顾问题等，因而极度焦虑、绝望，体重减轻，睡眠不佳。

问题：1. 针对此患者的情况，临床护士应如何为其解决心理困惑？

2. 作为一名护士，掌握心理咨询及治疗的相关知识有什么意义？

3. 心理咨询人员应具备怎样的素质，如何培养？

一 心理咨询概述

（一）心理咨询的概念

"咨询"（counseling）一次来源于拉丁语，有商量、讨论、征求意见等意义。心理咨询（psychological counseling）是指经过严格培训的心理咨询师运用心理学的理论与技术，通过专业咨访关系，帮助来访者依靠个人自我探索来解决其心理问题，增进心身健康，提高适应能力，促进个人成长与发展以及潜能的发挥。

心理咨询的根本目标是帮助来访者成长，咨询者不参与决策和解决具体问题，而是充分发挥求助者自身的潜能，在咨询师的帮助和支持下自己解决自己的问题，即"助人自助"。

（二）心理咨询在临床护理中的意义

随着社会的进步和生活质量的提高，人们对心理健康更加重视。与此同时，社会化程度的提高和生活节奏的加快也使人的心理冲突和矛盾越趋复杂。除应用于日常生活外，心理咨询在临床护理中的意义表现如下：

1. 解除紧张缓解压力的有效手段 临床工作中，病痛、工作、人际关系和家庭事务等因素都对患者产生一定的心理压力，以致入院后都不同程度存在紧张、焦虑、抑郁或暴躁等情绪，影响治疗效果。因此，患者的心理问题成为临床治疗疾病的关键。所以，将心理咨询的方法用于临床护理中，可以帮助患者认识和改善心身疾病中的心理社会因素，促进疾病康复。

2. 对心身疾病的防治具有积极的作用 心身疾病是以心理因素为重要原因的躯体疾病，仅仅依靠生物医学方法不能帮助患者消除这些症状。通过临床心理咨询可以澄清病感的性质，认识致病的主要因素，进而采取适当的心理社会措施进行调整，达到对疾病的预防和治疗。

3. 心理卫生知识传播的重要途径 许多来询者的问题实际上是心理卫生知识的问题。通过心理咨询，可以介绍不同年龄阶段的心理卫生知识以及解决缺陷、弱智儿童的智力开发和心理卫生等问题，提高国民的整体素质。

（三）心理咨询的对象

心理咨询最主要的对象是健康人群或存在心理问题的亚健康人群，不包括精神病患者。精神病患者经过临床治愈后，心理活动基本恢复正常时，心理咨询的介入才具有真实价值。

心理咨询的对象应具备以下几个方面的条件。

1. 具有一定的智力基础。这样来访者才能叙述清楚自己的问题，能够理解咨询员的意思。

2. 内容合适。有些来访者的心理问题适合心理咨询，有些需要药物治疗。

人格基本健全。如果来访者存在严重的人格障碍，心理咨询就不能起到应有的效果。

4. 有主动求助的动机。动机是否合理、有无咨询的动机直接影响心理咨询的效果。如果缺乏自我改变的动机，而是希望别人改变，或者求助动机超过心理咨询的范围，均不适合进行心理咨询。

5. 有交流能力，自愿寻求帮助。来访者必须具备一定的交流能力，能理解咨询师的意思，此外，必须是来访者自愿寻求帮助，并相信心理咨询能给他提供帮助。

（四）心理咨询的形式

1. 根据咨询的性质分类

（1）发展心理咨询：个体在成长过程中可能会遇到各种问题，如新环境的适应、职业的选择、和谐人际关系的建立等，为使他们顺利度过人生的各个阶段，所提供的心理咨询称为发展心理咨询。

（2）健康心理咨询：个体因各类刺激引起焦虑、紧张、恐惧、抑郁等情绪问题或因各种挫折引起行为问题时，心理健康受到损害，这时心理咨询师提供的帮助称为健康心理咨询。

2. 根据咨询的规模分类

（1）个体心理咨询：指咨询师与来访者之间一对一的咨询，主要解决来访者个人的心理问题。针对性强、保密性好，咨询效果明显，但成本较高，需要双方投入较多的时间和精力。

（2）团体心理咨询：也称为集体咨询或小组咨询，是指根据来访者问题的相似性，将其分成若干小组进行的咨询，主要是在心理咨询师的引导下通过团体成员相互作用所产生的影响而使个体认识自我，探讨自我，调整和改善与他人的关系，学习新的态度与行为方式的过程。

3. 根据咨询的途径分类

（1）门诊咨询：是指在综合医院、精神病院、学校及专业心理咨询中心所进行的面对面心理咨询。这种方式的特点是能及时对来访者进行各类检查、诊断，及时发现问题，及时做出妥善处理（如转诊、会诊等），及时调整咨询策略。它是心理咨询最主要而且最有效的方法。

（2）电话咨询：也是心理咨询的一种常见形式，是利用电话给来访者提供劝慰、帮助的一种较方便、迅速的咨询形式。早期多用于危机干预，以防止心理危机所导致的恶性事件，如自杀、暴力行为等。目前的电话咨询，服务范围不仅涉及心理危机干预，更扩展到为心理困扰者排忧解难。

（3）互联网咨询：指心理咨询师借助互联网来帮助求助者。其具体形式有电子信件及网络聊天。运用互联网进行心理咨询可以突破地域的限制，还可以凭借行之有效的软件程序进行心理问题的评估与测量，同时将心理咨询过程全程记录，以便深入分析来访者的问题以及进行案例讨论。缺点是不能深入了解来访者的心理问题，不能解决来访者深层次的心理问题。

（4）信函咨询：指通过书信的形式进行的心理咨询。咨询师主要根据来访者来信中所描述的情况和提出的问题，进行疑难解答和心理指导。它适合路途较远或不愿暴露身份的来访者。优点是运用方便，简单易行，较少避讳，缺点是不能全面地了解来访者的情况，只能根据一般性原则提出指导性的意见。

（5）现场咨询：指心理咨询工作者深入到学校、家庭、社区等地方，现场接待来访者，这种形式对于一些有共同背景或特点的心理问题有较好的效果。现场咨询的另一种情况是针对突发事件对当事者进行心理干预，常可收到较好的效果。

（6）专题心理咨询：针对公众所关心的心理问题通过报纸、杂志、电台、电视等传播媒体，进行专题咨询和答疑，并且普及精神卫生方面的知识。其优点是覆盖面大，科普性强，具有预防和治疗的双重功能。缺点是针对性不强。

 心理咨询的程序与技术

心理问题极为复杂，因此，来访者需要接受一定时长的系统的心理咨询、心理辅导与心理训练，才能引起一些深度心理成分的改变。心理咨询有其特定程序和专业的技术。

（一）心理咨询的程序

1. 收集资料，建立咨询关系

（1）了解来访者一般情况：如姓名、性别、年龄、职业、学历、民族等。

（2）让来访者对心理咨询有所了解：如咨询师的身份、心理咨询的保密原则等。

（3）了解来访者面临的主要问题：来访者的躯体、精神方面的主要症状，想迫切解决的心理困扰，最痛苦的内心体验，近期重大的生活事件，想要达到的咨询目标等。

（4）了解来访者心理问题的背景资料：围绕来访者的主要心理问题，进一步了解其有关的背景资料，注意深度和广度。

2. 分析诊断，制定咨询方案　根据收集到的资料，与来访者进行分析和讨论，探明问题的实质，找出造成心理困扰的主要原因，做出诊断。然后，咨询师以简明的语言把自己对问题的理解和判断反馈给来访者，通过与来访者讨论，达成共识，共同建立咨询目标，并制定出切合实际、行之有效的咨询方案。

3. 提供建议，改变认知结构　此阶段是心理咨询最核心、最重要的实质性阶段，咨询师的主要任务是帮助来访者分析和解决问题，改变其不良认知、情绪或行为。在咨询时要注意不能使来访者成为被动接受、过分依赖的角色。咨询师一般不要直接、具体地告诉来访者如何做，而是提出建议和多种可能解决问题的方法，并与来访者进行讨论，让来访者自己进行分析比较，选择适合自己的解决问题的方法。

4. 作出小结，巩固咨询效果　此阶段是咨询的总结、提高阶段。咨询师将整个咨询过程作简洁明确的小结，帮助来访者回顾咨询的要点、检查咨询目标的达成情况，使来访者对自己存在的问题有更加清楚的认识，对自己在咨询过程中所受的启发和领悟记忆更加深刻，巩固咨询效果。同时，也可进一步理清咨询师的思路，反思自己的咨询工作，总结经验。

（二）心理咨询的基本技术

要想进行有效的心理咨询，咨询师需要掌握一系列基本技术，这些技术在心理治疗、心理护理工作中也是通用的。

1. 建立咨询关系的相关技术　建立良好的咨询关系是心理咨询的核心内容，国内外心理学家都强调尊重、真诚、共情和积极关注等咨询态度对咨询关系的重要影响。这不仅是建立良好咨询关系的重要手段及技术，也是咨询师必须具备的职业素养。

（1）尊重：是指对来访者接纳的态度，咨询师要接受对方，容忍对方不同的观点、习惯等。尊重来访者，其意义在于给来访者创造一个安全、温暖的氛围，唤起来访者的自尊心和自信心，使其最大程度地表达自己，获得一种自我价值感。

（2）真诚：是指咨询师在心理咨询过程中对来访者真挚诚恳，不把自己藏在专业角色后面，不带假面具，不是在扮演角色或例行公事，而是表里一致、真实可信地置身于与来访者的关系中。咨询师真诚的表现也可为来访者提供一个良好的榜样，使其受到鼓励，坦然表露自己，促进相应的改变。但真诚不等于实话实说，也不是自我发泄，真诚是适度的实事求是。

（3）共情：又称投情、同感心、同理心，是指咨询师从来访者的角度，体验他的内心世界。共情包括三方面的含义：咨询师借助来访者的言行，深入对方内心去体验他的情感、思维；咨询师借助于知识和经验，把握来访者的体验与他的经历和人格之间的联系，更好地理解问题的实质；咨询师运用咨询技巧，把自己的共情传达给对方，以影响对方并取得反馈。

（4）积极关注：指对来访者的言语和行为的积极面予以关注，从而使来访者拥有正向的价值观。咨询师相信每个人身上都有一种积极成长的动力，以积极的态度看待求助者，注意强调他们的长处，有选择地突出来访者行为中的积极方面，让来访者通过自己的努力及外界的帮助，发生积极正向的改变，达到咨询目标。咨询师运用积极关注时要立足实事求是，反对过分消极的同时注意避免盲目乐观。

2. 参与性技术

（1）倾听技术：倾听是心理咨询的第一步，是建立良好咨询关系的基本要求。倾听既可以表达对来访者的尊重，同时也能使对方在比较宽松和信任的氛围下诉说自己的烦恼。倾听时咨询师要认真、有兴趣、设身处地地听，并适当地表示理解，不带偏见，不做价值评判。可以通过言语或非言语的方式对来访者的表述做出反应，如"嗯""是的""然后呢"等，以及点头、微笑等。倾听不仅用耳朵，更要用心。不但要听懂来访者通过言语、表情、动作所表达出来的东西，还要听出来访者在交谈内容中所省略的和没有表达出来的内容或隐含的意思，甚至来访者自己都没意识到的东西。善于倾听，不仅在于听，还要有参与和适当的反应。反应可以是言语的，也可以是非言语的。反应的目的是为了向来访者表达咨询师的态度，鼓励来访者叙述，促进咨询关系，同时也可以促进咨询师对来访者的理解和来访者的自我了解。

（2）提问技术：提问是心理咨询最常用的方法。提问是否得当关系良好的咨访关系能否建立。提问通常有两种方式，即开放式提问和封闭式提问。

1）开放式提问：指对回答类型不作具体、明确规定的提问，通常使用"什么""如何""为什么"等词来发问，让来访者就有关问题、思想、情感给予详细的说明。使用开放式询问时，应建立在良好的咨询关系基础上，离开了这一点，就可能使来访者产生一种被询问、被窥探和被剖析的感觉，从而产生阻抗。

2）封闭式提问：通常使用"是不是""对不对""要不要"等词，而回答也是"是""否"式的简单答案。这种提问常用来收集资料并加以条理化，澄清事实，获得重点，缩小讨论范围。但过多使用封闭式提问会剥夺来访者充分表达自己的机会，使来访者的愿望和积极性受到压抑。因此，咨询中通常把封闭性提问和开放式提问结合起来，效果更好。

（3）鼓励技术：鼓励是直接地重复来访者的话或通过一些词语如"嗯""还有吗"等，强化来访者叙述的内容并鼓励其进一步讲下去。鼓励除促进会谈继续外，另外一个功能是咨询师对来访者所述内容的某一点、某一方面作选择性关注可引导来访者朝着某一方向作进一步深入的探索。例如，一位来访者说："我的心脏问题已经很严重了，护士说手术比较好，可我又担心手术后会有不良后果，我不知道到底要不要手术，为此很烦恼，不知怎么办好。"这段话中，有多个主题，咨询时可选择任何一个予以关注。一般来访者长篇大论地描述其困惑的最后一个主题，可能最为重要。在此，咨询师选择"不知怎么办才好"作为重复，一方面抓住来访者现状的核心，表现出对来访者的理解；另一方面又鼓励来访者对其困扰的问题作进一步的描述并加以分析。

（4）具体化：是指咨询师协助来访者清楚、准确地表述他们的观点、所用的概念、所体验的情感及所经历的事件。不少求助者所叙述的思想、情感、事件常常是模糊、混乱、矛盾、不合理的。咨询师借助于具体化这一咨询特质，澄清来访者所表达的模糊不清的观念及问题，把握真实情况，同时亦使来访者弄清自己的所思所感。

（5）非言语行为的理解和把握：正确把握非言语行为并妥善运用，是一个优秀咨询人员的基本功。非言语行为能提供许多言语不能直接提供的信息甚至是来访者想要回避、作假的内容，咨询师可以通过对非言语行为的理解全面了解来访者的心理活动，也可以更好地表达对来访者的理解和支持。

一般情况下，一个人的非言语行为所暴露的信息应该和言语表达的意义相一致。但两者有时也会出现不一致。例如，一个母亲诉说她的儿子如何不听话、打架、总是给自己添麻烦，然而她的脸上一直带着一种欣赏般的表情。咨询师要分析为什么会出现不一致？来访者的真实想法是什么？抓住这种不一致，有时就会发现心理问题的根源。

3. 影响性技术

（1）面质：又称质疑、对质、对抗、正视现实等，是指咨询师指出来访者身上存在的矛盾。咨询中常见的矛盾有以下几种：言行不一致、理想与现实不一致、前后言语不一致、咨访意见不一致。咨询中使用面质的目的在于协助来访者对自己的感受、信念、行为及所处境况进行深入了解；在于激励来访者放下防卫和掩饰心理来面对自己；在于促进来访者实现言语与行动的统一、理想自我和现实自我的一致。虽然面质是一种必要的咨询技术，但因其具有一定的威胁性，因此使用时务必谨慎、适当。咨询师要根据具体情境，选择适当的用词、语气、态度。过分小心、害怕使用面质，对求助者的成长不利；而过分使用，则可能伤害来访者的情感。

（2）解释技术：解释是指当咨询师掌握来访者的基本情况后，运用有关理论对来访者的思想、情感和行为的原因、过程、实质等作出系统、科学的说明。通过解释以加深来访者对自身行为、思想和情感的了解，使其领悟，从而提高认识，促进变化。解释内容：是否有心理问题及其性质；问题的主要原因，演变过程；咨询的过程、方法和效果等。

（3）自我开放：也称自我暴露、自我表露，咨询师提出自己的情感、思想、经验与来访者共同分享。咨询师的自我暴露有助于双方的沟通，增加来访者对咨询师的信任感，从而使来访者暴露更多的信息。咨询师的自我暴露一般有两种形式：一种是把自己对来访者的体验、感受告诉来访者；另一种是暴露与来访者所谈内容有关的个人经验。运用自我暴露时应注意：必须确定暴露的内容对来访者有所帮助；次数不宜过多，涉及程度要适度。自我暴露不是目的，而是一种促进来访者自我探索、自我认识、自我改善的手段。

案例 5-1 分析 针对此患者的情况，临床护士可以收集其各种资料和行为表现，对患者的人格特征、认知、情绪、能力等心理现象做出正确的判断。例如，可以通过心理测验和谈话等方法了解患者的人格倾向和气质特征，以便制定相应的护理计划，实施个性化的心理护理。也可以通过认知疗法来帮助患者提高认知和应对能力，如帮助患者理清自己的问题，然后与患者一起讨论对这些问题的看法，并来界定这些看法和态度与一般的现实是否有差距，在认识上有哪些偏离，使患者自己能够意识到这个偏离的差距，最终能以较客观合理的认识和信念来取代不合理的信念和态度。

作为一名护士，掌握心理咨询及治疗的相关知识，可以帮助患者增强心身防御功能，缓解患者负性情绪，减少其不良行为，促进健康行为的产生，并增强其安全感及与病痛抗衡的信心，在一定程度上促进患者的人格健康。

心理咨询人员应具备一定的素质基础，如健康的人格素质、一定的心理学理论知识、心理评估技能和心理干预技巧等。可以通过加强心理学知识的学习、主动应用心理学的技术处理患者的问题并做好记录与总结，注重自身人格素质的培养等途径来培养这些素质。

三 心理咨询的原则和注意事项

（一）心理咨询应遵守的基本原则

在心理咨询过程中，能否遵循心理咨询的基本原则，关系心理咨询工作能否顺利开展，也决定心理咨询工作的成败和效果。心理咨询的基本原则可以概括为以下几个方面。

1. 保密性原则　咨询师应保守来访者的内心秘密，妥善保管个人信息、来往信件、测试资料等材料。如因工作等特殊需要不得不引用咨询事例时，也须对材料进行适当处理，不得公开来访者的真实姓名、单位或住址。

2. 理解与支持原则　咨询师对来访者的语言、行动和情绪等要充分理解，不得以道德和个人价值的眼光评判对错，要帮助来访者分析原因并寻找出路。

3. 助人自助原则　咨询师的主要目的是帮助来访者分析问题的所在，培养来访者积极的心态，树立自信心，让来访者的心理得到成长，从而自己找出解决问题的方法，咨询师在具体问题上不能帮来访者做任何决定。

4. 时间限定的原则　心理咨询必须遵守一定的时间限制。咨询时间一般规定为每次 50 分钟左右，原则上不能随意延长咨询时间。

5. "来者不拒，去者不追"原则　一般来讲，到心理咨询室咨询的来访者必须完全出于自愿，这是确立咨询关系的先决条件。只有自己感到心理不适，为此而烦恼并愿意找咨询师诉说烦恼以寻求咨询师心理援助的人，才能够获得问题的解决。在心理咨询过程中，无论是在咨访关系确立的时候，还是咨询过程之中，以及咨访关系的打破、中止或结束，都不应该存在任何意义上的强制。

6. 感情限定的原则　咨询关系的确立是咨询工作顺利开展的关键，是咨询师和来访者心理的沟通和接近，但这也是有限度的。咨询师和来访者间接触过密不仅容易使来访者过于了解咨询师，阻碍来访者的自我表达，也容易使咨询师该说的不能说，从而失去客观公正地判断事物的能力。所以从严格意义上来说，咨询师与来访者不能建立咨询关系之外的其他任何关系。

7. 重大决定延期的原则　心理咨询期间，由于来访者情绪不稳和动摇，咨询师的首要任务是积极倾听，让来访者宣泄，引导来访者把情绪平静下来。若问题重大不是一次所能解决的，咨询师应慎重制定咨询方案和咨询计划，在来访者的配合下分步解决。

（二）注意事项

随着社会的进步和发展，人们对心理咨询的需求越来越大，心理咨询也得到了迅速的发展，但并非任何与心理有关的问题都可以通过心理咨询来解决，所以应该注意以下几个问题。

（1）咨询师应遵守心理咨询的职业道德。对咨询师来讲，除了具备应有的专业知识、技能和基本的操作等条件外，同时要清楚自己的长处与不足，任何一位有丰富经验的咨询师，都不可能解决来访者的所有问题，面对来访者的求助内容，若是自己不熟悉的或没多大把握的，应谦虚、坦诚地告之来访者，并将其介绍给在这方面有经验的咨询师。

（2）一般情况下，咨询师不给自己的亲戚、同事、好友等做咨询，因为咨询师与这些来访者不能建立咨访关系，并且会影响咨询效果。

（3）用药问题。心理咨询尤其是医学心理咨询，重点是处理心理问题或心理障碍，强调心理治疗，但并不排斥药物治疗，当来访者存在明显的焦虑、抑郁等症状时，在心理治疗的同时，应用适量的抗焦虑、抗抑郁药，有利于治疗的顺利进行，也能取得更好的效果。

（4）转诊问题。上述提到并非所有心理问题或心理障碍都适合心理治疗，有些来访者有器质性疾病的可能，有些来访者存在明显的幻觉、妄想和严重的认知、行为障碍，而咨询师又不熟悉这些专科，应建议其到相关的专科检查，以免延误治疗。

第2节　心理治疗

随着医学对患者所起作用的研究日趋深入和全面，越来越多的人认识到对于某些疾病虽然已有一定特效的治疗手段，但是也只有当患者动员起自身的能量，积极参与到治疗活动中，才能获得更为满意的疗效。心理治疗作为一种专业性的助人活动，已被当作一门独立的专业技术应用于临床各科，同药物、手术和理疗一样具有良好的治疗作用。

● 案例 5-2

张某，23岁，某高校大四学生，性格内向，平时学习十分努力，大学期间学习成绩优秀，但每次期末考试前几天和考试过程中，都会出现发热和腹泻的现象，十分影响考试心情和考场发挥。经了解张某在中考和高考的考前1周都出现过这种现象。现在还有几个月就要面临研究生考试了，她担心噩梦重演而影响了考研成绩，为此她感到非常苦恼和焦虑。医院常规和非常规检查显示没有任何器质性病变，药物只能带来暂时性缓解，临床医学似乎不能为她提供有效的帮助。

　　问题：1. 传统医学手段为什么治不好张某的病？她出现这些症状的原因可能是什么？
　　　　　2. 针对张某的问题应如何对其进行心理治疗？

一 心理治疗概述

（一）心理治疗的概念

心理治疗（psychotherapy）也称精神治疗，是指在良好的人际关系基础上，专业人员运用心理学的理论和技术，通过其言语、表情、举止行为及其他特殊手段来改变来访者不正确的认识活动、情绪障碍和异常行为，以达到良好适应状态的一种治疗方法。

从广义上讲，凡是能够解决人们的各种心理问题和改善心理状态进而增进健康，减轻乃至消除疾病的一切方法和措施，均称为心理治疗，其中包括改善生活条件和环境，调整人际关系，医务人员诚恳地劝告，精湛的医术，温柔细致、熟练准确的操作技术以及雅静、舒适、美观的治疗环境等。狭义的心理治疗则专指心理治疗师所实施的心理治疗方法和技术，如精神分析法、行为疗法、认知疗法、家庭治疗等。

（二）心理治疗与心理咨询的关系

心理治疗与心理咨询同属于心理学的分支学科——临床心理学范畴，两者既有联系又有区别。

1. 心理咨询与心理治疗的相同之处

（1）两者所采用的理论方法基本是一致的，即心理咨询和心理治疗在理论上没有明确的界限。无论是心理咨询还是心理治疗，其理论基础不外乎精神分析理论、人本主义理论、认知理论、行为主义理论，以及各种理论的整合运用。

（2）在强调帮助求助者成长和心理改变方面，两者是相似的。心理咨询和心理治疗都希望能通过施治者和求助者之间的互动，达到使求助者心理和行为发生改变的目的。

（3）两者都注重建立施治者和求助者之间的人际关系。认为这是帮助求助者心理改变和心理健康成长的必要条件。

2. 心理咨询和心理治疗的区别

（1）工作对象不同：心理咨询的对象主要是正常人、正在恢复或已经康复的患者；而心理治疗的对象则主要是有心理障碍的人，其适应范围主要是某些神经症、性变态、心身疾病、康复中的精神病患者等。

（2）工作形式不同：心理咨询的形式是门诊咨询、书信咨询、电话咨询和网络咨询，从业人员主要是各类心理学工作者和社会工作者；而心理治疗的主要形式是门诊和住院治疗。其从业人员主要是医生和临床心理学家。

（3）所需时间不同：心理咨询用时较短，一般咨询一次至几次即可；而心理治疗则用时较长，常需数次、数十次不等，有的需要数年方可完成。

（4）涉及意识的深度不同：心理咨询往往在意识层面上进行，更重视教育性、支持性、指导性。重点在于找出已经存在于来访者自身的某些内在因素并使之得到发展，或在对现存条件进行分析的基础上提供改进建议；而心理治疗的某些流派则主要在无意识领域中进行，重视改变性。重点在于重建患者的人格。

（5）目标不同：心理咨询更为直接地针对某些有限的、具体的目标而进行；而心理治疗的目标则比较模糊，往往着眼于整个人的成长和进步。

（三）心理治疗的原则

心理治疗是通过密切的医患关系而进行的，所以必须始终保持医患关系处于良好的状态中。不论进行何种心理治疗，治疗者均应遵守以下原则：

1. 信任原则　由于医患关系伴随心理治疗的始终，因此，心理治疗师应努力与来访者建立良好的关系，取得他们的充分信任，这是心理治疗能否成功的关键。

2. 保密原则　心理治疗往往涉及来访者的各种隐私，为保证材料的客观真实，同时也为了维护心理治疗工作的声誉和权威性，必须在心理治疗工作中坚持保密的原则。包括治疗者不得将患者的具体材料公布于众，或在公共场合作为谈话的内容。在学术活动或教学等工作中需要引用时，也应隐去患者真实的姓名。

3. 计划原则　无论实施何种心理治疗，都应根据事先收集到的患者的具体资料，设计治疗的程序，包括采用的手段、时间、作业、疗程、目标等，并预测治疗过程中可能出现的各种变化和准备采取的对策。在治疗过程中，应详细记录各种变化，以便形成完整的病案资料。

4. 针对性原则　各种心理治疗方法在适用范围上有一定的针对性。治疗师应根据来访者的具体情况和自己对治疗方法掌握的熟练程度来选择使用一种或几种方法的联合，以保证治疗的顺利进行，并取得理想的效果。

5. 灵活性原则　人的心理活动受多种内、外因素的影响，不同疾病、不同患者及同一个患者不同阶段心理变化各不相同。在整个治疗过程中，治疗师应密切注意来访者的各种心身变化，随时准备根据新的情况灵活地变更治疗方案。

6. 综合性原则　人类疾病是由生物、心理与社会因素相互作用的结果，因而在确定治疗方案时，应充分利用各种方法和手段，包括药物治疗和多种心理治疗方法的综合使用，以期获得有益的协同作用。

 常用的心理治疗技术

（一）心理支持疗法

1. 原理　心理支持疗法创于 1950 年，是由伯莱安·索恩（Brian Thorne）首先提出的。心理支持是心理治疗最基本的方法之一，它是指实施者在心理治疗过程中提供的支持构成了心理治疗的主要内容。该疗法不分析求助者的潜意识，而主要是支持、帮助求助者适应目前所面临的现实，故又称为非分析性治疗。心理支持的目标不是改变患者的人格，而是帮助其学会应对症状的发作，防止严重心理问题的出现，对于临床大多数患者来讲心理支持是帮助处理一些暂时的困难。

2. 原则

（1）提供适当的支持：当一个人心理上受到挫折时，最需要的莫过于他人的安慰、同情与关心。因此这一原则就在于提供所需的心理上的支持，包括同情体贴、鼓励安慰、提供处理问题的方向等，以协助求助者度过困境，处理问题，应付心理上的挫折，但需注意的是，施治者的支持要适度且有选择性，就像父母不宜盲目疼爱或袒护自己的孩子一样。通常说来，"支持"不是"包办"，施治者要考虑求助者所面临的心理挫折的严重性、自身的性格及自我的成熟性，应根据处理问题的方式及应付困难的经过而做适当的支持，此外，支持并非仅口头表示，而应在态度上有真切表示，让求治者体会到事情并非想象的那样糟。同时，鼓励求助者的话语要有事实依据，不能信口开河，否则对方不会相信并接受。

（2）调整对"挫折"的看法：协助求助者端正对困难或挫折的看法，借此来调节并改善其心理问题。例如，作父母的常因子女顶撞或不听话而气愤难平，施治者可帮助父母了解子女青春期的心理特点，说明子女向自己的父母表示意见甚至提出相反的见解，是可喜的事情，这表示孩子已经长大，开始有了自己的独立见解，并非完全是不敬长辈的表现。总之，检讨自己对问题和困难的看法，调整对挫折的感受，常能改变自己对困难的态度，使自己用恰当的方式去面对困难，走出困境。

（3）善于利用各种"资源"：该原则是帮助求治者对可利用的内外资源进行分析，看是否最大限度运用了"资源"，来对付面临的心理困难和挫折。所谓资源，其范围相当广泛，包括家人与亲友的关心与支持、家庭的财源与背景、四周的生活环境及社会可供给的支持条件等。当一个人面临心理上的挫折时，往往会忽视可用的资源，经常低估自己的潜力，忽略别人可以提供的帮助。治疗师应在这方面予以指导，助其度过难关。

（4）进行"适应"方法指导：其重点之一就是跟求助者一起分析，寻求应付困难或处理问题的恰当的方式方法，并指导求助者正确选用。例如，因害怕父母生气而不敢给父母看成绩平平或糟糕的成绩通知单，是躲避问题的适应方式；而指导求助者只有面对自己功课不好的现实，请教父母，迎头赶上，才是积极的适应方法。支持疗法的重点可放在分析、指导求助者采用何种方式去处理心理上的困难，并考虑如何使用科学而有效的适应方法。

3. 方法　在临床实践中，心理支持常采用以下形式：倾听、解释、建议、保证和改善环境，既是支持的成分，也是支持的技巧。

（1）倾听：治疗师在任何情况下都要善于倾听患者的诉说，对他们的痛苦应给予高度重视和同情。在倾听的过程中不仅可以进一步了解和掌握患者存在的心理问题和心理障碍，还可以使患者宣泄负性情绪，释放内心的痛苦体验，并由此感受到治疗师的真诚关心和理解，拉近两者的心理距离。

（2）解释：在医患之间建立起信任关系，治疗师对患者问题的实质、患者所具备的潜能和条件有了充分了解后，可向患者提出切合实际的真诚的解释和劝告。解释之所以能起支持作用，就在于能消除患者因疾病知识缺乏而引发的心理压力。

（3）建议：治疗师帮助患者分析问题，让患者了解问题的症结所在，并且提出意见和劝告，让患者自己找出解决问题的办法，鼓励患者实施。治疗师提出的建议要谨慎、有限度、有余地，否则，如果患者按建议尝试失败了，不仅对自己失去信心，还会对治疗师失去信心。

（4）保证：在患者焦虑、苦恼尤其是处于危机时，治疗师客观明确地说出疾病的可能预后，会唤起患者的希望。在作出保证前，治疗师一定要有足够的根据和把握，使患者深信不疑。保证不能信口开河、轻加许诺，否则患者会对治疗师失去信任。

（5）改善环境：环境指的是患者的社会环境，主要是人际关系。改善患者的环境就是改善不利于患者心理问题解决的生活环境，加强其人际沟通，帮助患者除去人际关系中的不利因素如指责、吵架、过多关心某些症状等，多引导患者信赖组织、亲人，信赖自己。

4. 应用　心理支持疗法适应证范围较广，各种心理疾病和躯体疾病都以心理支持作为心理治疗的基础。

（二）精神分析疗法

1. 原理　精神分析疗法又称心理分析疗法，是以奥地利精神科医生弗洛伊德创立的心理动力学理论为指导的心理治疗方法。精神分析学说强调潜意识中幼年时期的心理冲突，在一定条件下（如精神刺激、环境变化等）可转化为各种神经症的症状及心身转换症状（如癔症、焦虑症、心身疾病等）。因此，治疗师帮助患者把压抑在潜意识中的各种心理冲突带入意识中，转变为个体可以认知的内容进行再认识，使患者重新认识自己，消除症状，改变原有的行为模式，达到治疗的目的。精神分析疗法的目的不是单纯地消除患者的症状，而是注重人格的重建、思

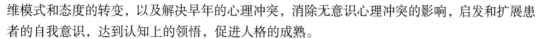

维模式和态度的转变，以及解决早年的心理冲突，消除无意识心理冲突的影响，启发和扩展患者的自我意识，达到认知上的领悟，促进人格的成熟。

2. 方法

（1）自由联想：是精神分析的基本治疗手段。治疗开始时，患者躺在沙发上，治疗师站在患者的后面，鼓励患者毫无保留地说出他想到的一切，包括近况、家庭、工作、童年记忆、随想、对事物的态度、个人成就和困扰，甚至是一些荒谬或奇怪的想法。如遇停顿，治疗师可启发引导、鼓励，目的是让患者逐渐泄露压抑在内心深处的隐私和情绪。自由联想是将患者带入无意识的路径之一。治疗师鼓励患者尽量回忆从童年起所遭受的一切挫折或精神创伤，使患者绕过平时的防御机制，逐渐进入潜意识世界，这样潜意识内的心理冲突可逐渐被带入意识领域，使患者对此有所领悟。在意识清醒状态下，用成人的观念、态度进行重新认识、批判和调整，疾病自然就痊愈了。自由联想几乎贯穿整个精神分析治疗的始终。

（2）梦的分析：梦在精神分析治疗中具有重要的意义，它是通向潜意识的捷径。精神分析理论认为，梦是有目的、有意义的，它代表着愿望的达成。弗洛伊德将梦的内容分为梦的显意和梦的隐意。显意指的是梦的实际内容，而隐意指的是显意所象征的意义。组成梦隐意的内容都是意识里难以接受的想法或导致精神痛苦的想法，这些想法储存在潜意识中，通过伪装作用得以在梦境中表达。将梦的隐意转变成梦的显意的过程就是梦的加工，它发生在潜意识水平上，使我们能够表达在意识层面无法接受的愿望和感情，以释放紧张和焦虑，具有一定的自我保护作用。在梦的分析中，梦的显意是患者唯一能意识到的内容，也为治疗者揭示梦的隐意提供资料。但梦境仅是潜意识心理冲突和自我监察能力之间对抗的一种妥协，并不能直接反映现实情况。这就需要治疗师对梦境作特殊的解释，要求患者把梦中不同的内容进行自由联想，以便揭示梦境的真正含义。

（3）阻抗分析：阻抗是自由联想过程中患者在谈到某些关键问题时所表现出来的自由联想困难。其表现多种多样，如来访者对治疗师的能力表示怀疑，在治疗过程中沉默不语，不愿讲述自己真实的想法等，对治疗师表现出完全顺从或强调躯体症状也是阻抗的表现。阻抗的表现是有意识的，但根源却是潜意识中本能地有阻止被压抑的心理冲突重新进入意识的倾向。当自由联想接近这种潜意识的心理症结时，潜意识的阻抗就自然发生作用，阻止其被真实地表述出来。治疗师的任务就是不断辨认并帮助患者克服各种形式的阻抗，将压抑在潜意识中的情感释放出来。如果潜意识中的所有阻抗都被逐一战胜，患者实际上已在意识层面重新认识了自己，分析治疗也就接近成功。

（4）移情分析：在精神分析中，移情是治疗过程的重要环节。移情是来访者将其早年获得的对某人的体验、态度或行为方式转移到他人身上的心理现象。来访者将治疗师看成与其心理冲突有关的某人，把怨恨不自觉地转移到治疗师身上，为负移情；若把治疗师当成喜欢的、热爱的对象则为正移情。一些问题只有在移情中才能表现出来。移情使来访者重新经历并在与治疗者移情关系中重新解决未解决的冲突，治疗师通过对移情的分析来了解来访者的本质问题，帮助来访者进一步认识自己并给予恰当的疏导，使移情成为治疗的动力。

（5）解释：是精神分析疗法中最常使用的技术之一。在弗洛伊德看来，精神分析的实质就是解释，为人的行为（特别是症状）提供真实的解释。解释要揭示症状背后的潜意识动机，消除阻抗和移情带来的干扰，使来访者领悟其症状的真正含义。解释的目的是让来访者正视他回避或尚未意识到的东西，使潜意识中的内容到达意识层面。解释应在对来访者充分分析的基础上，在治疗的适当时机，用其能够理解的语言才能起到治疗的作用。

3. 应用　精神分析疗法是在治疗癔症、强迫症的临床实践中总结出来的。多应用于各种神经症，主要有癔症、强迫症、恐惧症、性变态及性功能障碍等，以及某些身心疾病、人格障碍、心因性的躯体障碍。这种方法不适合儿童或已呈精神错乱症状的各种精神病患者。由于其耗时长、效率低、费用大，现在很少有人应用。但在医学治疗史上，精神分析学派第一次以心理疗法治愈了一些顽固病症并提出了相应的理论，被公认为心理治疗发展史上的里程碑，其基本原理和经典的心理分析技术仍在各种改良的心理分析疗法中应用。

（三）行为疗法

1. 原理　行为疗法又称行为矫正法，源于经典条件反射、操作性条件反射和社会学习理论的实验研究，20 世纪 50 年代得到广泛应用并迅速发展起来，至 70 年代，在整个心理治疗领域中，行为疗法被称为"第二种势力"，是心理治疗发展史中的第二座里程碑。行为主义理论认为人的各种行为都是从外界环境学习获得的，而各种心理异常与躯体症状，不仅是某种疾病的症状，也是一种异常行为。行为训练的基本原理：患者可以通过学习和训练，调整与改变原来的异常行为，代之以新的健康的行为，从而治愈疾病。行为治疗是问题聚焦和现时聚焦的，不重视对潜意识的分析，因此很少去寻找患者问题的根源，其焦点是改变当前的行为。

2. 方法

（1）系统脱敏法：又称交互抑制法，是由美国心理学家沃尔普（Wolpe J.）在 20 世纪 50年代末发展起来的，是整个行为疗法中最早被系统应用的方法之一。其基本原理是让一个原可引起微弱焦虑的刺激，在患者面前重复暴露，同时患者全身放松予以对抗，从而使这一刺激逐渐失去了引起焦虑的作用。

系统脱敏法主要用于治疗神经症，治疗可分为 3 步：

第一步学会放松。在系统脱敏治疗中关键因素是学会放松，要求患者首先学会体验肌肉紧张与肌肉松弛间感觉上的差别，以便能主动掌握松弛过程，然后根据指导语进行全身各部分肌肉先紧张后松弛的训练，直到能主动自如地放松全身的肌肉。除正常训练外，还要给来访者布置家庭作业，使来访者能在日常生活环境中随意放松。

第二步划分焦虑或恐怖的等级层次。把各种能引起来访者产生焦虑的刺激或事件收集记录下来，并由患者根据自己的实际感受从弱到强排列成不同的等级，即"焦虑层次"，其包含的刺激或事件不宜太多，一般在 10 个左右，如表 5-1 为一个幽闭恐惧症患者的焦虑等级量表。

表 5-1　幽闭恐惧症患者的焦虑等级量表

刺激	焦虑等级
独自一人在家	1
在医院候诊大厅等候看病	2
到商店买东西	3
在关闭的公用电话亭打电话	4
乘坐公共汽车	5
乘火车	6
乘电梯	7
乘飞机	8

第三步脱敏训练。让患者在肌肉松弛的情况下，从最低层次开始，想象产生焦虑恐惧的情境。如果在想象恐惧的情境时，肌肉仍能保持松弛，没有引起焦虑反应，就往高一层次的恐惧

情境想象。假如在想象某一层次的情境时，因焦虑而肌肉不能保持松弛，则继续想象这一层次的情境，并进行肌肉放松训练，直到焦虑消失、肌肉放松，然后再进行高一层次的想象。如此，直至想象使患者最恐惧的情境时，仍可保持肌肉松弛为止。

系统脱敏法就是通过学习与原不良反应相对立的反应方式，从而建立起一种习惯于接触有害的不良刺激，而不再敏感的正常行为的治疗方法。现在应用系统脱敏疗法消除运动员在比赛时的紧张情绪及学生的考前焦虑是十分有效的。

（2）满灌疗法：也称暴露疗法、冲击疗法。基本原理：快速、充分地向患者呈现他害怕的刺激，实际体验后他感到并不是那么害怕，恐惧感就会慢慢消除。让患者进入自己最恐惧或焦虑的情境之中，给他一个强烈的冲击，同时不允许其采取堵耳、闭眼、哭喊等逃避行为。刺激的出现要坚持到患者对此刺激习以为常为止。采用满灌疗法应事先将治疗方式与患者讲清，征得同意后方可进行。满灌疗法适合于对有焦虑和恐惧倾向的患者使用。具体运用时，要考虑患者的文化程度、受暗示程度、导致心理问题的原因和身体状态等多种因素。对体质虚弱、有心脏病、承受能力差的来访者，要慎用这种方法。

（3）厌恶疗法：又称惩罚消除法，是一种通过处罚手段引起厌恶反应，去阻止和消退原有不良行为的治疗方法。其基本原理：将患者的不良行为与某些不愉快的、令人厌恶的刺激相结合，形成一个新的条件反射，用来对抗原有的不良行为，进而最终消除这种不良行为。常用的厌恶性刺激有物理刺激（如电击、橡皮圈弹痛等）、化学刺激（如呕吐剂等）和想象中的厌恶性刺激（如口述某些厌恶情境，然后与想象中的刺激联系在一起），想象厌恶疗法对有一定文化素养并决心戒除性心理变态的人来说非常有效。在进行心理治疗时，厌恶性刺激应该达到足够的强度，通过刺激能使来访者产生痛苦或厌恶反应，直到不良行为消失为止。需要强调的是，厌恶疗法的对象必须有医学上的适应证，使用的厌恶刺激必须在法律许可的范围内，符合人道主义原则且实施此疗法的治疗者一定要接受过专门的训练。

（4）正强化法：又称阳性强化法，应用操作性条件反射原理，强调行为的改变是依据行为后果而定的，其目的在于矫正不良行为，训练与建立某种良好行为。即运用正性强化原则，每当患者出现所期望的心理与目标行为，或者在一种符合要求的良好行为之后，采取奖励办法，立刻强化，以增强此种行为出现的频率，故又称奖励强化法。这种方法适用于多种行为问题，如儿童注意缺陷多动障碍、孤独症、神经性厌食及新行为的塑造等。具体操作方法：治疗前，首先了解病史，再确认目标行为，划出基准线。被选出的目标行为应该能被客观地控制，可观察与评价其程度，而且能够反复进行强化；选择有效增强物，如消费性增强物、活动性增强物、操作性增强物、拥有性增强物、社会性增强物等。针对患者具体情况，选择有效增强物，以期达到确实有效的强化与矫正目的；拟订矫正方案或塑造新行为方案，以期取得患者的积极配合。矫正方案不但确认被矫正或塑造的行为，还应包括采用何种治疗形式和方法、确定应用何种增强物等。根据情况变化，矫正方案还可随时调整；治疗过程中，每当目标行为出现，应立即给予增强物，不能延搁时间并应向患者讲清楚被强化的具体行为，使之明确今后该怎么做；一旦目标行为多次按期望的频率发生时，应当逐渐消除可见的增强物，而以社会性增强物及间歇性强化的方法，继续维持以防止出现强化物的饱厌情况；治疗程序结束之后，周期性地对该行为作出评价。

3. 应用 行为疗法广泛适用于各种存在行为异常的个体，如恐怖症、强迫症、焦虑症等；儿童心理行为障碍如抽动症、口吃、咬手指（甲）、遗尿症、暴露发作等；饮食障碍如肥胖症、神经性厌食等；成瘾行为；性心理障碍；各类心身疾病等。但对于边缘人格、人格障碍或抑郁症的患者治疗效果有限。

（四）询者中心疗法

询者中心疗法也称以人为中心疗法，由美国心理学家罗杰斯创立于 20 世纪 50 年代，被认为是心理治疗发展史上的第三座里程碑。

1. **基本理论**　询者中心疗法强调建立具有治疗作用的咨询关系，真诚、尊重和理解为其基本条件。罗杰斯认为，当这种关系存在时，个人对自我的治疗就会发生作用，而其在行为和人格上的积极变化也会随之出现。所以，治疗师应该与来访者建立相互平等、相互尊重的关系，使来访者处于主动的地位，学会独立决策，其要点如下。

（1）人都有能力发现自己的缺陷和不足并加以改进。所以，心理治疗的目的，不在于操纵一个人的外界环境或其消极被动的人格，而在于协助来访者自省自悟，充分发挥其潜能，最终达到自我的实现。

（2）人都有两个自我：现实自我和理想自我。前者是个人在现实生活中获得的自我感觉，而后者则是个人对"应当是"或"必须是"等的自我概念。两者之间的冲突导致了人的心理失常。人在交往中获得的肯定越多，自我冲突就越少，人格发展也越正常。

2. **治疗的条件**　在操作技巧上，这一疗法反对操纵或支配来访者，主张在谈话中采取不指责、不评论、不干涉的方式，鼓励来访者言尽其意，直抒己见，以创造一个充满真诚、温暖和信任的气氛，使来访者无忧无虑地开放自我。

（1）无条件的积极关注和尊重。治疗师要无条件地接受来访者，包括其是非标准、人生观和价值观，甚至是与自己和社会普遍意识相冲突的观点和行为。信任来访者改变和成长的潜能，这要求治疗师设身处地地理解，一开始就能让来访者感受到这种关注，即无条件地积极尊重。

（2）通情。通情即感同身受，是指治疗师能暂时生活在来访者的生活中，不带任何偏见和评价，设身处地按照来访者看待世界的方式去理解他的行为。治疗师要适时针对来访者的情感反应将其说过的话加以复述或把他的情感体验表达得更明确具体。这使来访者聆听到自己的声音，来访者变成了治疗师，并且认为"这个人似乎明白我的感情，他的理解让我反思自己，我发觉我的感情并不可怕"，从而达到治疗的效果。

（3）真诚一致。治疗师必须是一个真诚一致的人，这是治疗的最基本条件。真诚的治疗师不仅是仁慈友好的，还是有着挫折、矛盾、愤怒等情感的完整的人。治疗过程中对于体验的情感，治疗师让其自然表露，让来访者体会到治疗师是毫无保留的，从而对治疗师产生信任，达到改变和成长的作用。

3. **应用**　询者中心疗法不仅是一种心理治疗的方法，更主要的是一种心理治疗的思想，可作为一种辅助性手段，增强其他心理治疗的疗效。在临床实践中，询者中心疗法主要适用于正常人群心理问题的咨询以及神经症及其他有消除自身心理障碍动机的人，精神病患者不适用。

（五）认知疗法

1. **基本理论**　认知疗法是 20 世纪 60 年代创立并逐步发展成熟的一种心理疗法，它是根据认知过程影响情感和行为的理论假设，通过认知和行为技术来改变患者不良认知的一类心理治疗方法的总称。认知疗法与行为疗法的不同在于，它不仅重视矫正患者的适应性不良行为，更重视患者的不良认知和情绪。与精神分析的不同在于，它重视意识过程中的事件而非潜意识。所以，认知疗法的着眼点在于信念、知觉、思维等内部思想的改变上。通过改变患者的认知和由认知形成的观念，纠正其心理障碍和适应不良。

2. 主要治疗方法

（1）理性情绪疗法。理性情绪疗法由美国心理咨询专家艾利斯创立于20世纪50年代。其要点为人与生俱有理性与非理性的特质。人有理性思考的潜能，也有非理性思考的倾向。当人们按照理性去思维、去行动的时候，就会体验到愉快，就是富有竞争精神的人，就是卓有成效的人；当人们以思维中不合理、不符合逻辑的信念去行动时，就会体验到精神烦恼和情绪困扰，它使人逃避现实，自怨自艾，不敢面对现实中的挑战。人的不合理信念主要有三个特征：①"绝对化要求"，即对人或事物有绝对化的期望与要求，非此即彼；②"过分概括"，即对个别事情一切情境的一般性结论，以偏概全；③"糟糕透顶"，即对一些挫折与困难做出强烈的反应，并产生严重的不良情绪体验。凡此种种，都易使人对挫折与精神困扰做出自暴自弃、自怨自艾的反应。

理性情绪疗法的核心理论又称"ABC 理论"。在 ABC 理论中，A 是指诱发性事件；B 是指个体在遇到诱发事件之后相应而生的信念，即他对这一事件的看法、解释和评价；C 是指继这一事件后，个体的情绪及行为的结果。人们往往错误地把不良情绪的原因归咎于 A，而忽视了起主要作用的中介因素 B。理性情绪疗法突出 B 对 C 的因果关系，采用积极的、指导性的语言，指出来访者认知系统中的非理性成分，通过各种练习和作业，促进不良认知的矫正过程，达到改变不良情绪和行为的目的。

理性情绪疗法一般分为四个阶段：①心理诊断阶段，确认心理问题的性质及来访者的情绪反应，制定治疗目标；②领悟阶段，让患者认识自己不适当的情绪行为表现，找出引起症状的非理性信念；③修通阶段，通过与来访者辩论，使其放弃导致症状的非理性信念，调整认知结构；④再教育阶段，探查是否还存在其他非理性信念，强化理性思维，使之成为习惯并予以巩固。

（2）贝克认知行为治疗。其基本假设是来访者存在的心理问题是由于其错误的思维导致现实经验与认知不符。贝克把认知因素引入行为疗法，在行为矫正的同时，改变患者的认知活动，发展起认知行为疗法，从而改变了行为疗法只重视客观现象而忽视主观体验的传统倾向。

贝克认知行为治疗是以古希腊哲学家苏格拉底式对话和指导为核心的。苏格拉底式对话是让来访者先说出自己的观点，然后依据对方观念进行推理，最后引出对方思维的荒谬，使之心服口服。其基本技术包括：①识别自动负性思维，即治疗师通过提问、指导想象或角色扮演等方法识别来访者介于外部事件与不良情绪之间的那些思想。②识别认知错误，即治疗师听取记录来访者的自动思维，归纳总结出共性。③真实性检验，即治疗师采用言语盘问法和行为实验，使来访者认识到其原有的观念不符合实际并能自觉加以改变。④去注意，即治疗师要求来访者不按照以前的方式行事，并要求患者记录不良反应发生的次数。如要求患者的衣着不像以前一样整洁，然后沿街散步、跑步，结果患者发现很少有人会注意到自己的言行。⑤监控忧郁或焦虑水平，即治疗师鼓励来访者对焦虑的水平进行自我监测，促使来访者认识焦虑波动的特点，增强抵抗焦虑的信心，是认知治疗的一项常用技术。

3. 应用 认知疗法对轻度至中度的抑郁症及非精神病性抑郁最为有效，躯体疾病或生理功能障碍伴发的抑郁状态也有较好的疗效，内因性抑郁或精神病性抑郁需配合药物治疗。其他如广泛性焦虑症、恐怖性强迫症、酒瘾、药物依赖等心理障碍以及偏头痛、慢性疼痛等也有较好的疗效。

链接

"杯弓蛇影"

晋朝名士乐广的一个朋友到他家做客，饮酒时隐约看到一条小蛇在杯中蠕动，但碍于情面还是把酒喝了。谁知回家后一病不起。乐广探病时问及病因，朋友才说出缘由，原来是自从在乐广家喝了有蛇的酒后肚子一直不舒服，越想越怕以致久病不愈。乐广回家后苦思良久，再次邀请朋友到家中做客，请其坐原位面前放一杯酒，其友惊呼又见小蛇，乐广取下墙上的蛇形弓，问小蛇还在否？朋友再看杯中已无蛇影，乃知是弓的影子，其病不治自愈。乐广并没有向他的朋友解释说明，而是用事实检验，让朋友亲自体验到认知的错误，达到了豁然开朗、疾病不治而愈的效果。这个故事生动地说明了真实性检验对转变认知的效果。

（六）生物反馈疗法

1. 基本理论　生物反馈疗法创立于 20 世纪 60 年代，是在行为疗法基础上发展起来的一种治疗技术。主要是借助现代电子仪器（如皮肤电反馈仪、皮肤温度反馈仪、肌电图反馈仪等装置）将人体内脏的生理功能状态（如心率、血压、肌电、脑电、胃肠蠕动等）予以描记，并转换为数据、图像或声、光等信号予以反馈，让来访者据此有意识地进行反复训练和学习，以调节和控制内脏功能及其他身体功能，从而达到治病目的。

2. 基本方法　临床治疗中常用的生物反馈疗法：①肌电生物反馈，主要用于治疗焦虑症、恐惧症、神经衰弱、偏头痛、紧张性头痛、失眠症等；②脑电生物反馈，常用于治疗失眠症，亦用于训练癫痫来访者；③脉搏血压反馈，主要用于治疗高血压、心动过速或过缓及心律不齐；④皮肤电反馈，多用于治疗高血压、恐惧症、焦虑症及与精神紧张相关的一些心身疾病；⑤皮肤温度反馈，多用于治疗偏头痛、雷诺病或伴有手足发凉的血管性障碍等。生物反馈疗法的具体步骤：第一步，向来访者说明生物反馈疗法的原理，使来访者明白通过生物反馈疗法训练可以调节自己的生理变化；第二步，安装电极、打开仪器、测量来访者的基本数据；第三步，训练来访者收缩和放松肌肉，让他体会寻找相应的感觉，并注意这些感觉与反馈仪上指标变化的微妙关系；第四步，进行全身放松训练。

3. 应用　生物反馈治疗可用于各种紧张、失眠、焦虑，以及某些心身疾病如紧张性头痛、高血压等，也可用于瘫痪者的康复治疗。

心理治疗的其他方法

（一）家庭治疗

1. 基本理论　家庭治疗是以家庭作为干预单位，通过会谈、行为作业及其他非言语技术消除心理问题，促进个体和家庭系统功能的一类心理治疗方法。家庭治疗与以个体为对象而施行的个体心理治疗不同，特点是不太注重个体成员的内在心理特点，而把治疗的焦点放到家庭成员之间的人际关系中。家庭治疗的主要理论观点是把家庭看成一个特殊的群体，需从组织结构、成员沟通、角色扮演、家庭联盟等观念出发，全面了解家庭系统功能，详细分析家庭系统中所发生的各种现象。亦即一个家庭系统内，任何一个成员所表现出的行为，都受家庭系统其他成员的影响，个体的行为影响整个系统，系统的功能也会影响每个家庭成员。家庭治疗的目标是改变家庭成员间不良的互动方式及家庭内部不良的互动结构，改善、整合家庭功能，从根本上解决个人和家庭的问题。

2. 治疗程序 家庭治疗主要用于核心家庭之中，符合以下情况都可进行家庭治疗：①家庭成员之间有冲突，经过其他治疗无效；②"症状"在某个成员身上，但反映家庭系统有问题；③在个别治疗中不能处理的个人的冲突；④家庭对于患病成员的忽视或过分焦虑；⑤家庭对个体心理治疗起到了阻碍作用；⑥家庭成员必须参与某个患者的治疗；⑦个别心理治疗没有达到预期在家庭中应有的效果；⑧家庭中某个成员与他人交往有问题；⑨家庭中有一个反复复发、慢性化的精神疾病患者。一般治疗程序如下：

（1）收集家庭资料，了解家庭背景如评估家庭动力学特征，了解家庭的交互作用模式；家庭的社会文化背景；家庭的代际结构；家庭对"问题"起到的作用；家庭解决当前问题的方法和技术；绘制家谱图。

（2）确立治疗目标与任务，打破不适当的、使问题或症状维持的动态平衡环路，建立适应良好的反馈联系，以使症状消除；重建家庭结构系统，消除家庭中回避冲突的惯常机制，引入良好的应付方式，改善代际关系与家庭；给家庭提供新的思路和选择，发掘和扩展家庭的内在资源。

（3）治疗的实施。治疗师每隔一段时间与来诊家庭中的成员一起座谈，每次历时 1～2 小时。两次座谈中间间隔时间开始较短，一般 4～6 天，以后可逐步延长至 1 个月或数月。总访谈次数一般在 6～12 次。

3. 应用 家庭治疗适应证较广，适用于儿童、青少年期的各种心理障碍，各种心身障碍，夫妻与婚姻冲突，躯体疾病的调适，精神病性障碍恢复期等。

（二）集体心理治疗

1. 基本理论 集体心理治疗是在团体中提供心理帮助的一种心理治疗形式。通过团体内人际交互作用，促使患者在互动中通过观察、学习、体验、认识自我、探讨自我、接纳自我，调整和改善与他人的关系，学习新的态度与行为方式，以发展良好的生活适应过程。团体心理治疗的主要特色在于一位治疗师可以同时为多位来访者提供有效的治疗，使医疗资源得到高效的利用。

2. 操作程序及方法

（1）形式：由 1～2 名心理治疗师担任组长，根据治疗目标组成团体。团体的规模少则 3～5 人，多则 10 余人，活动几次或十余次。通常每周 1～2 次，每次时间为 1.5～2 小时。

（2）治疗目标

1）一般目标：减轻症状，培养与他人相处及合作的能力，加深自我了解，提高自信心，加强团体的归属感、凝聚力等。

2）特定目标：每个治疗集体要达到的具体目标。

3）每次活动目标：相识，增加信任，自我认识，提供信息，问题解决等。

（3）治疗过程：团体心理治疗经历起始、过渡、成熟、终结的发展过程。团体的互动过程中会出现一些独特的治疗因素，产生积极的影响机制。

1）起始阶段：定向和探索的时期，基本任务是接纳与认同。

2）过渡阶段：协助组员处理他们面对的情绪反应及冲突，促进信任和关系建立。

3）工作阶段：探讨问题和采取有效行为，以促成组员行为的改变。

4）终结阶段：总结经验、巩固成效，处理离别情绪。

（4）组长职责：注意调动团体组员参与的积极性；适度参与并引导；提供恰当的解释；创造融洽的气氛。

（5）具体操作技术：确定团体的性质；确定团体的规模；确定团体活动的时间、频率及场所；招募团体心理治疗的组员；协助组员投入团体；促进团体互动。

（6）注意事项：团体心理治疗有其局限性，主要表现为个人深层次的问题不易暴露；个体差异难以照顾周全；有的组员可能会受到伤害；组员隐私可能会被无意泄露。

案例5-2分析 因医院常规和非常规检查显示张某没有任何器质性病变，所以传统的医学手段没有治疗效果。这些症状的出现与心理社会因素有关，属于考试焦虑症。按照弗洛伊德的观点，儿童时期的一些特殊精神创伤体验被压抑到潜意识中，到了成年以后则有可能由于新的精神刺激而引起焦虑症。因该患者中考和高考都有过发热和腹泻现象，她担心研究生考试也会出现类似情景，因此感到苦恼、焦虑。针对张某的问题，主要的治疗措施有：

1. 认知治疗 合理看待考试，使其认识到，考研不仅是知识战，更是心理战。考试心态好，才能正常发挥甚至超常发挥。一次考试发挥不好，就对自己产生怀疑，动摇自信心，是导致考试焦虑的一个很重要的原因。另外，把分数看得太重，认为如果考不好，自己以后的前途就完了，过度担忧会让自己陷在考试失败的阴影中无法自拔。

2. 催眠治疗 消除考试失败的阴影，让其在半催眠状态中回到过去考试创伤中，重新经历这一过程、认识这一事件，把当时产生的不良情绪宣泄出来，同时注入新的积极能量，体会没有负面情绪后的轻松美好的感觉。

3. 行为治疗 进行放松训练、自信心训练及系统脱敏训练。

3. 应用 团体治疗应用广泛，适用于各种情感障碍（如抑郁症）、神经症（如焦虑症、强迫症、恐惧症、躯体形式障碍等）、睡眠障碍、人际交往问题、学习问题、进食问题、家庭问题及精神分裂症等重性精神障碍康复期问题等。

目标检测

一、名词解释

1. 心理咨询　2. 共情　3. 面质
4. 心理治疗　5. 阻抗　6. 移情
7. 正强化法　8. 家庭治疗

二、填空题

1. 根据咨询的性质，心理咨询可以分为_____和_____。

2. 建立咨询关系的相关技术有_____、_____、_____和_____。

3. 心理咨询应遵循的基本原则有_____、_____、_____、_____和_____。

4. 心理咨询和心理治疗的区别主要表现为_____、_____、_____、_____。

5. 心理支持常采用的形式有_____、_____、_____。

6. 认知疗法的主要治疗方法有_____和_____。

三、选择题

1. 为保证材料的客观真实，同时也为了维护心理治疗工作的声誉和权威性，心理治疗要坚持（　　）
   A. 真诚原则　　　B. 耐心原则
   C. 中立原则　　　D. 保密原则
   E. 回避原则

2. 有一种心理治疗方法其适应证范围较广，各种心理疾病和躯体疾病都可以其作为心理治疗的基础。这种心理治疗方法是（　　）
   A. 行为治疗　　　B. 认知治疗
   C. 家庭治疗　　　D. 生物反馈疗法
   E. 心理支持疗法

3. 来访者将治疗师看成与其心理冲突有关的某人，把怨恨不自觉地转移到治疗师身上，

为（ ）

　A. 阻抗　　　　　B. 正移情

　C. 负移情　　　　D. 敌意

　E. 冲突

4. 让患者进入自己最恐惧或焦虑的情境之中，给他一个强烈的冲击，直接消退不良反应的方法为（ ）

　A. 满灌疗法　　　B. 生物反馈疗法

　C. 系统脱敏　　　D. 厌恶疗法

　E. 生物反馈疗法

5. 认知疗法的基本理论假设是（ ）

　A. 认知过程影响情感和行为

　B. 潜意识论

　C. 条件反射学说

　D. 社会学习理论

　E. 自我实现

6. 对轻度至中度的抑郁症及非精神病性抑郁最为有效的心理治疗方法是（ ）

　A. 行为疗法　　　B. 认知疗法

　C. 集体心理治疗　D. 家庭治疗

　E. 精神分析疗法

7. 在一名强迫症患者的治疗中，医师鼓励患者回忆从童年起所遭受的精神创伤与挫折，帮助他重新认识，建立起现实性的健康心理，这种疗法是（ ）

　A. 梦的分析　　　B. 移情

　C. 自由联想　　　D. 系统脱敏

　E. 自我调节

8. 按一定的练习程序，学习有意识地控制或调节自身的心理生理活动，以降低机体唤醒水平，调整因紧张刺激而紊乱的功能，这种疗法称为（ ）

　A. 厌恶疗法　　　B. 放松训练法

　C. 系统脱敏法　　D. 生物反馈疗法

　E. 模仿疗法

9. 理性情绪疗法的四个阶段不包括（ ）

　A. 心理诊断阶段　　B. 领悟阶段

　C. 修通阶段

　D. 识别自动负性思维　E. 再教育阶段

10. 团体心理治疗每次时间大概为（ ）

　A. 1.5～2 小时　　B. 1 个小时

　C. 2 小时　　　　D. 半小时

　E. 3 小时

四、简答题

1. 简述心理咨询与心理治疗的相同之处。

2. 简述心理治疗的原则。

3. 简述精神分析疗法的主要方法。

4. 简述系统脱敏疗法的操作步骤。

5. 简述贝克认知行为治疗的基本技术。

五、案例分析

　　朱某，女，18 岁，高三理科学生。身体健康，无重大躯体疾病史。从小乖巧听话，性格内向，追求完美，父亲是一名工程师，母亲是一名会计，家庭和睦，经济状况良好，父母对她的要求比较高，对她也比较疼爱。自己也一直严格要求自己，很努力，学习成绩一直都很优异。近 2 个月睡眠较差，学习效率下降。1 个月前的一次理综考试中因对物理的不自信、紧张导致总成绩不尽如人意，出现了焦虑、入睡困难、食欲下降等症状。

　　分析：

　　1. 导致该生目前症状的原因是什么？

　　2. 针对朱某的情况应如何对其进行干预？

　　　　　　　　　　　　　　　　（贺彦芳）

第6章 病人心理

古希腊名医希波克拉底有句名言："了解什么样的人得了病，比了解一个人得了什么病更为重要。"病人是护理工作的对象，是疾病现象的主体。因此，掌握和了解病人的心理变化和特点，有益于全面、科学、有效地开展心理护理。

第1节 病人的心理需要

● 案例6-1

病人，女，60岁，离休干部。体检发现肺癌，入院治疗，病人心情一直低落，食欲缺乏，经常去找医生问，"诊断清楚了？会不会弄错？一定要手术吗？"当病人得知一定要手术治疗后，病人食欲和睡眠受到严重影响，急于知道手术怎么做，手术痛不痛，有没有危险，手术后是不是肺癌就治好了，等等。术前一天，病人一两个小时就去找一次医生护士，反复询问"手术有没有问题？会不会有意外？"

问题： 1. 该病人的心理需要有哪些？如何针对性地提供护理？

2. 爱与归属的心理需要在病人身上有哪些表现？

需要是个体对某种目标的渴求，是有机体活动的源泉，需要通过动机决定一个人的情绪和行为。病人除了具有一般需要如尽快确诊、有效治疗和护理、舒适环境、良好的饮食和睡眠等，还有某些特殊的心理需要，如果这些需要得不到满足则会产生强烈的失落感。

一 尊重的需要

病人作为"弱者"，自理能力降低，依赖性增强，自我评价往往较低。尤其是慢性病和社会功能受损的病人，自觉对社会和家庭毫无价值，表现尤甚。因而对别人如何看待自己极为敏感，自尊心格外易受伤害。病人希望得到他人的理解和尊重，特别是希望得到医护人员的关心和重视，从而获得较好的治疗和破格对待。不同社会角色的病人常有意或无意地透露和显示自己的身份，让别人知道他们的重要性，期望医护人员对他们的特殊照顾。

尊重的需要若不能满足会使人产生自卑、无助感，或者变为不满和愤怒。因此，医护人员应当尊重病人，避免做出伤害病人自尊心的事情，如以床号代替姓名呼唤病人，在公开场合议论病人的隐私，无视病人的存在等。

爱和归属的需要

病人入院后，改变了原来的生活习惯，离开了朝夕相处的亲朋好友，脱离了各种社会角色，加上疾病的折磨，病人比任何时候都更需要得到他人的情感支持，产生更强烈的归属动机。每一位病人都希望自己尽快得到医护人员的关心和帮助；希望建立良好的病友关系，受到新的人际群体的接纳、认可。如果这种需要得不到满足，病人将会产生严重的孤独感和自卑感，不利于疾病的治疗。因此，护理工作者应该营造病房友好的气氛，帮助病人互相交流、互相帮助，如建立像"抗癌俱乐部"等这种可以帮助病人从同伴那里寻求精神寄托和关心温暖的组织。

 信息的需要

病人入院后迫切需要了解与自身疾病相关的大量信息。首先需要了解自己患的什么病、疾病的治疗手段、住院生活制度、疾病的进展与预后以及如何配合治疗等。其次需要及时得知家人的生活和工作情况、治病的花费能否报销等。同时还需得到单位、领导和同事的工作及事业等方面信息。总之，病人需要得到来自医院、社会及家庭的信息支持。若病人的这些需要得不到满足，便会产生焦虑、抑郁的情绪反应。因此，护理工作者应该在允许的范围内尽快详细地给病人提供相关信息。了解不同疾病阶段病人最需要的信息，并予以恰当的满足。

四 安全的需要

安全感是病人最优先、最重要的心理需要，疾病使病人将生命安全托付给医护人员，并且在疾病的诊疗过程中还存在很多的危险因素，因此，使得病人特别关注自身安全，希望得到可靠、确切、安全而又无痛苦的治疗。病人把安全感和早日康复视为求医的最终目的。对于病人产生的"手术是否有生命危险""麻醉会不会伤害大脑"等疑虑，护理工作者应事先对病人进行耐心细致的解释；还应主动为病人介绍相关的信息，如疾病的诊断、病程、预后等；工作中的言行举止应谨慎认真，严格遵守工作秩序和规章制度，用高度负责的态度增强病人的安全感。

> **案例6-1分析** 该病人的心理需要有尊重的需要、爱和归属的需要、信息的需要、安全的需要。护士在进行心理护理时，需要做到以下几点：一是关心和重视该病人的心理需要，缓解其焦虑情绪，解决其食欲和睡眠问题。二是在允许的范围内尽快详细地给病人提供相关信息。三是对于病人产生的"手术是否有生命危险"的疑虑，护理人员应事先对病人进行耐心细致的解释；还应主动为病人介绍相关的信息，如疾病的诊断、病程、预后等；工作中的言行举止应谨慎认真，严格遵守工作秩序和规章制度，用高度负责的态度增强病人的安全感。
>
> 该病人患病入院后，心情一直低落，食欲缺乏，失眠严重。由于对手术的必要性、安全性和预后都缺乏一定的了解而产生焦虑情绪，需要医护人员给予更多的关心和帮助，需要更多的情感支持，以缓解其不良的情绪问题。

第2节 病人常见心理变化和心理问题

疾病对于病人而言是一种应激源，可引起病人一系列的心身反应，包括各种心理变化。心理行为变化发展到一定程度，可能形成明显的心理问题，影响疾病的诊治、护理和康复。

案例 6-2

病人，女，40岁。确诊子宫肌瘤入院，计划3天后手术治疗。该病人自述非常紧张，害怕手术出现意外，怀疑自己能否忍受疼痛，担心手术后"和正常人不一样了"。食欲缺乏，夜间失眠，一想到手术的事就出冷汗、脉搏、呼吸增快。

　　问题：1. 该病人的心理反应有哪些？如何帮助病人进行心理调适？
　　　　　2. 病人常见的心理问题有哪些？

一　常见的心理变化

（一）认知功能的变化

主观感觉异常是病人认识上的变化。病人对与疾病有关的问题加以注意，对自身的注意力会随之增强，感受性提高，感觉则异常敏锐。如有的病人对正常的声、光、温度等外界刺激敏感，产生异常感觉；有的病人对自身体位、卧床姿势、枕头高低甚至被子轻重都有明显感觉，由此可能翻来覆去而影响入睡；有的病人甚至会产生心跳、呼吸、皮肤温度等主观感觉的异常。病人的记忆力常可受到疾病应激的影响。有些病人不能准确地回忆病史，不能记住医嘱，甚至刚说过的话，刚放在身边的东西，病人也难以忆起。病人的思维，特别是逻辑思维的能力也会受到损害，病人在病中分析判断力下降便是明证。一些病人在医疗问题上往往表现犹豫不决，即使面对不太重要的抉择。对此，医护人员要给予理解和同情，针对病人存在的问题，耐心细致地予以疏导解释，以及支持和帮助。

（二）情绪活动的变化

在各种心理变化中，情绪变化是多数病人在病中不同程度地体验到的最常见、最重要的心理变化。病人的情绪变化主要表现在情绪活动的强度和稳定性的变化以及产生某些负性情绪反应方面。在许多情况下，病人对消极情绪刺激的反应强度大于正常人。例如，对于一个已经由于疾病的影响而处于焦虑状态中的病人来说，微弱的刺激便足以让他变得惊恐不安。少数病人情绪反应减弱，甚至对多数刺激无动于衷，这意味着病人可能病情严重或有严重心理障碍。大量的临床报告表明，病人的情绪活动常常被负性反应所主导，其中常见的有焦虑、恐惧、抑郁和愤怒，这些负性情绪极不利于疾病的康复。

（三）人格和意志行为的变化

在患病的情况下，病人稳定的人格也可发生某些变化，如一些人患病后变得较少独立性、较多依赖性或易感情用事、性情不稳定。也有的病人变得自我中心、放纵自己，他们会提出过分的要求或要求过多。疾病的诊断治疗程序不仅引起痛苦与不适，还会要求病人改变早已形成的不良行为或生活习惯。这些挑战可激发许多病人的意志努力，但也会引起一些病人意志的不良变化。如有些病人不能对自己的决定和行动予以合理的调节，表现盲从、缺乏主见、过度依赖；有些病人则缺乏坚毅性，稍遇困难便动摇、妥协、失去治疗信心；还有些病人变得缺乏自制力，感情用事。配合医护人员医治疾病，力求达到复原的目标，这是对病人意志的一个考验。

二　病人常见的心理问题

由于疾病的诊治和病人的应对方式、个性、心理素质等因素，病人会出现一系列的心理问题，主要表现在以下几方面。

（一）焦虑

焦虑是人们对即将来临的、可能会给自己造成危险的重大事件，或需要自己做出极大努力去应对某种情况，所产生的一种紧张与不愉快的情绪反应，也是个体过分担心发生威胁自身安全和其他不良后果的一种心境。由于疾病，病人的焦虑情绪往往很明显。

引起焦虑的因素：①对疾病的病因、转归、预后不明确或是过分担忧。②对某些对机体有威胁性的特殊检查不理解或不接受。特别是不了解某项检查的必要性、可靠性和安全性，常引起病人强烈的焦虑反应。③手术所致焦虑。大多数病人对手术有顾虑和害怕，出现严重的术前焦虑反应。④医院环境的不良刺激，易使病人心情不佳，情绪低落。例如，看到危重病人或是听到病友间的介绍，特别是看到为抢救危重病人来回奔忙的医护人员，容易让病人产生恐惧和焦虑，好像自己也面临威胁。⑤某些疾病的临床表现如甲亢、更年期综合征伴有焦虑。⑥特质性焦虑，与心理素质有关。一定程度的焦虑反应可以调动机体的心理防御机制，有利于摆脱困境。但是长期过度的焦虑会妨碍疾病的治疗和康复，甚至诱发其他疾病。

（二）恐惧

恐惧是一种人们在面对危险情境或对自己预期将要受到的伤害而产生的较高强度的负性情绪反应。恐惧也是病人常见心理反应之一。病人的恐惧情绪主要表现为害怕、受惊的感觉，有回避、哭泣、颤抖、警惕、易激动等行为。生理方面可出现血压升高、心悸、呼吸加快、尿急、尿频、厌食等症状。病人易产生恐惧，主要是由于有些检查和治疗，如剖腹探查、骨髓穿刺、摘除器官或切除病理组织等，确实给病人带来疼痛、不适，使得病人惧怕检查和治疗带来副作用，甚至担心再添新病。还有些病人的恐惧心理源于对死亡的害怕。出现上述情况，医护人员应对病人有针对性地进行心理疏导和心理护理，把可能给病人带来的痛苦和威胁作适当说明，并给予适当安全暗示和保证。减轻病人恐惧的心理反应并主动配合检查治疗。

（三）抑郁

抑郁是一种消极的情绪反应，常与病人的现实丧失和预期丧失有关联。病人抑郁情绪的表现方式主要有心情低落、兴趣及愉快感丧失、易疲劳、注意力下降、自我评价低、自暴自弃、自伤自杀行为或观念、睡眠障碍等。严重的抑郁往往导致无助感和绝望情绪。如果病人抑郁情绪严重且持续时间长，不仅会自暴自弃，放弃治疗，甚至出现自伤和自杀的行为。护理工作者要充满同情心，以高度负责的服务态度温暖病人的心，努力使病人改变想法，引导和鼓励病人做些力所能及的活动，培养其兴趣，树立信心，使其看到希望，消除负性情绪反应。

（四）愤怒

愤怒多发生于一个人在追求某一目标的道路上遇到障碍、受到挫折的情况下。病人往往认为自己得病是不公平的、倒霉的，加上疾病的折磨，常常感到愤怒。也可能是对自己不能生活自理而恼火。

病人求医是为了实现康复的目标，在此过程中可能使病人受挫的主要障碍：①自然环境不利，如遥远的路程、不便的交通、不良的医院环境条件等；②社会与家庭障碍，如家庭关系紧张、经济负担沉重、社会对某些疾病的偏见等；③与所患疾病有关的障碍，如患无法治愈的疾病、本人期望值过高无法实现目标（如某些整容手术）；④医患、护患间的冲突，这是造成许多病人愤怒的主要原因。

第3节 不同年龄阶段病人的心理特征

 儿童病人的心理特征

儿童年龄阶段一般为从出生至 14 岁，一般而言，6 个月至 4 周岁幼儿对住院诊治的心理反应最为强烈，1 岁半时反应达到最高峰，以后缓慢减弱。住院患儿比门诊患儿的心理反应强烈，故应尽可能避免住院治疗，采用门诊治疗形式。儿童病人常常表现出以下几种典型的心理反应：

1. 分离性焦虑 儿童从 6 个月起，开始建立起一种 "母子联结"的关系，在这种以母爱为中心的关系上保持着对周围环境的安全感和信任感。一旦孩子离开母亲，大都恐惧不安，经常哭闹、拒食及不服药，而母亲与孩子一起时，这些反应很快消失。

2. 恐惧不安 入院或进行某项诊疗措施前，未详细地向孩子解释其理由，或孩子曾经有过一些痛苦性诊疗经历，都会使孩子入院后误认为被父母抛弃或惩罚，从而产生惶惑不安、恐惧。医护人员严肃的面容，医院抢救的紧张气氛，均会增强这种紧张感。儿童病人的恐惧不安有时表现为沉默、违拗、不合作；有时表现为哭吵不休、逃跑等。此时，若护士对患儿态度不当，呵斥恐吓患儿，则更不易建立相互信任的关系，加重患儿的心理反应。

3. 反抗 有的患儿抗拒住院治疗，乘人不备逃跑；有的患儿即使不逃跑，对医护人员也不理睬，或者故意喊叫，摔东西，拒绝接受各种诊疗措施；或者对前来探视的父母十分怨恨，面无表情，沉默抗拒，以此种不愉快情绪表示反抗。家长过于焦虑的心态对患儿有一定影响，家长对护士的不满倾向可以转变为患儿对护士的愤怒或抗拒，如拒绝护士喂药、打针等。

4. 抑郁自卑 疾病久治不愈，长期疾病的折磨，会使患儿丧失治愈的自信心。年长患儿已能意识到严重疾病的后果，难免有所担忧。这些儿童在病房有的表现为沉默寡言，唉声叹气；有的则不愿继续治疗，认为病已不能治好，严重者出现拒食、想死和自杀的观念；有的则怕自己外貌改变被同学、朋友看见，故拒绝别人探视；有的怕上学后成绩赶不上，低估自己的能力，出现严重的自卑感。

 中青年病人的心理特征

1. 情绪强烈而动荡 青年病人在面对生活上的挫折时，容易出现激烈的情绪反应。当得知患病，尤其是那些比较严重，可能影响工作和生活，甚至留下后遗症的疾病时，往往会紧张、焦虑、震怒，甚至迁怒于他人，出现攻击行为。

2. 容易走极端 青年病人当病情稍有好转时，容易盲目乐观，不再认真执行医嘱和护理计划，不按时吃药，导致病情反复。病程长和有后遗症的病人，则易于情绪偏激，悲观失望甚至失去理智，在思想和行为方式上走极端，产生自杀念头。

3. 社会角色多，心理压力大 中年人既希望在事业上取得成就，又希望保持家庭的稳定与和谐；既要赡养父母，又要养育子女。中年人患病会对整个家庭系统和正常工作产生巨大的冲击。因此，中年人患病后常常容易出现"角色行为缺如"或"角色行为减退"的现象。

4. 认知判断力强，挫折耐受性高 中年人心理功能已经达到相对成熟状态，意志坚强、情绪稳定、个性成熟，有良好认知判断力，对挫折也有较强耐受能力。对其进行治疗护理时，只有在取得其合作的情况下，才能取得应有的效果。

老年病人的心理特征

一般把年龄大于 65 岁者称为老年人。老年人一般都有慢性和老化性疾病，其中 25%的老年人患有多种较为严重的疾病，而老年人对疾病的态度通常是宁愿被动地接受，而不愿主动寻求有效的治疗，这样更加重疾病的进展。使老年病人心理护理工作面临新的挑战。老年病人的心理特征一般有如下几种：

1. 否认心理　有些老年人由于害怕别人讲自己年老体病，或者害怕遭到家人的嫌弃而拒绝承认有病，不愿就医，故尽管患病，仍勉强操劳，以示自己无病。

2. 自尊心理　老年人一般自我中心意识较强，固执、自怜、自弃、坚持己见，喜欢别人恭顺服从，不愿听从别人安排，尤其不重视年轻医护人员的意见。有时甚至突然拒绝进行治疗和护理，有时又争强好胜，做一些力不能及的事情，如独自上厕所大小便，走路不要扶，坚持原有饮食习惯等，这样可能引起一些意外事故的发生，如骨折、卒中等。

3. 恐惧心理　当病情较重时，常意识到死亡的来临，故而出现怕死、恐惧、激惹等情绪反应。有时则害怕发生严重并发症，担心无人照顾，出现焦虑不安。

4. 幼稚心理　有的老人生病后表现天真，提出不现实的、难以做到的要求，情绪波动大，稍不顺心就与护士、病友发生冲突，容易哭泣，自控力极差。有的老人则小病大养，不愿出院，对家人和医护人员依赖，自己能做的小事情也要别人帮助。

5. 自卑、抑郁心理　长期孤独寂寞、社会角色的改变、家庭地位的下降，使很多老人产生悲观情绪，一旦生病，感到自己在世日子不会太长，许多想做的事情又力所不及，故往往更加悲观、自卑、无价值感，因此而自杀的老年病人并不少见。

第 4 节　不同病症病人的心理特征

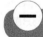 **急性病病人的心理特征**

急性病病人大多起病突然，病情危重。病人的心理反应往往非常强烈。急性病病人的主要心理特点：

1. 焦虑　急性病人主导的心理活动。由于急性病来势快，发病急，病人缺乏心理准备，且不能及时安排好工作和家庭生活，加上疾病本身带来的痛苦，许多病人感到措手不及，极度担心病情的发展，精神紧张，烦躁不安。

2. 恐惧　医护人员严肃的表情、紧张的抢救工作、抢救室的各种医疗设备、各类危重伤残病人的痛苦呻吟等都会让许多病人感到恐惧不安。有些疾病本身已对病人产生了心理压力，如心肌梗死，病人可因持续性剧痛而产生濒死的恐惧心理。大出血病人身体虚弱无力时，面对一次次的大出血，更加使病人产生恐惧心理。

3. 情绪激动　病人处于高度应激状态，情绪易激动，求医心切，希望药到病除。而面对医生的诊断，病人往往不能接受现实，甚至产生绝望的心理。

慢性病病人的心理特征

由于慢性病病程长，见效慢，易反复，治疗时间长，导致多数病人产生心理问题，出现心理症状。常见的心理特点：

1. 主观感觉异常　人患病后，注意力转向自身，感觉异常敏锐，甚至对自己的心跳、呼吸、胃肠蠕动的声音都能听到，心中总想着自己的病，而对其他事物很少关心，这容易被别人误解为自私或冷漠。

2. 情绪低落　由于长期的疾病折磨，甚至久治不愈，病人容易产生消极沮丧心理，感到自己成了家庭和社会的负担，产生深切的内疚和自责，整日唉声叹气，闷闷不乐，动作迟缓，被动依赖，食欲缺乏，失眠头痛。有的甚至还可产生悲观厌世之感，自暴自弃，放弃治疗。

3. 敏感多疑　久治不愈或反复发作的病人往往敏感多疑，对医护人员和亲友的好言相劝也常半信半疑，甚至无端怀疑医护人员给自己开错了药、打错了针。总是猜疑自己可能患了不治之症，总以为自己随时都可能发生意外，他们过分关注机体感受，过分计较病情变化，这种焦虑的心理不仅会对医患关系起破坏作用，也不利于病人安心养病。

 手术病人的心理特征

（一）术前病人心理反应特征及原因

国内学者研究结果发现大多数择期手术和病情不稳定病人术前有明显顾虑，占76%；必须手术和病情严重者术前顾虑较小，占24%。国外一些研究结果表明病人入院24小时内焦虑程度最高。

术前焦虑的原因是多方面的，国内资料一般认为：①病人对手术缺乏了解，顾虑重重、期待而导致焦虑和恐惧，这方面原因占90%以上；②怀疑手术效果，对手术成功缺乏信心，故而忧心忡忡，辗转难眠。这方面原因与病情轻重有关，自觉病情较轻的病人，这方面原因较多，但整形外科病人恰好相反，自觉病情越严重，对手术效果担忧越大；③对医护人员挑剔，绝大多数手术病人在术前会打听主刀医师或主管护士的年龄、技术和经验，为此感到焦虑；④30%术前病人感到疼痛难忍，手术越小，病人往往越怕手术期间疼痛；⑤其他方面，包括年龄、性别、职业、家庭关系、治疗费用、今后工作、环境等。

（二）术后病人心理反应

1. 术后病人心理反应特点　术前焦虑水平高的病人，一般术后仍维持较高的心身反应，一般重大手术均有可能引起部分生理功能丧失、体像改变如留下明显瘢痕，以及许多心理问题如愤怒、自卑、焦虑、人际关系障碍等。反复手术而久治不愈者术后心理反应强烈，有的病人可能因术后一时不能生活自理、长期卧床、难以工作、孤独等原因，继发严重的心理障碍。

常见的术后严重心理障碍：①术后意识障碍，常在手术后2～5天出现，表现为意识混乱，一般在1～3周消失，少数可继发抑郁。伤口疼痛、失血缺氧、代谢障碍、继发感染等生物因素均可诱发术后意识障碍的发生。②术后精神病复发，常因心理压力过重所致。③术后抑郁状态，表现为悲观失望，自我感觉欠佳，睡眠障碍，缺乏动力，兴趣丧失，自责想死，甚至出现自杀行为。

2. 影响手术预后的心理因素　许多因素可以影响手术病人预后，除了疾病的严重程度、手术操作技术、术后护理以及有无并发症等因素外，心理因素也可直接或间接影响手术预后。

常见的心理因素主要包括：①对手术不了解；②智力水平低，难以与医护人员进行有效沟通；③消极应对方式；④焦虑过高或过低，情绪不稳定，抑郁，缺乏自信心；⑤治疗和康复动机不足；⑥对手术的结果期望不切实际。

案例6-2分析 该病人的紧张、害怕和担心说明其有明显的术前焦虑，这种焦虑的产生是因为病人过分担心手术会给自己带来不良后果。过度的焦虑引起的生理变化如食欲缺乏、失眠、出冷汗、呼吸增快等反应会影响手术效果。发现这类病人时，护士需要帮助其进行心理调适，如通过放松法、改变对手术的错误认知、榜样学习法、支持疗法等降低病人的焦虑水平。

病人常见的心理问题有焦虑、恐惧、抑郁和愤怒。

四 临终病人的心理特征

临终病人心理反应因人而异，病人的人格特征、病情发展快慢、家庭与社会的支持均可影响病人的心理变化。临终病人并非都有严重的痛苦、恐惧，部分病人死前意识清楚，知道自己结局，情绪平静，只有空虚、寂寞、隔离的感觉。另有些人则死前反应强烈、烦躁不安、怨天尤人、喊叫挣扎、敌对或不合作。心理学家罗斯博士（E. Kubler Ross）观察了400位临终病人，提出大多数临终病人经历的五个心理反应阶段：

1. 否认期 病人不承认即将离开人世的现实，总希望治疗出现奇迹。此时，病人尚未做好接受疾病严重后果的准备，否认可使病人暂时逃离现实的压迫。也有的病人故意保持无所谓、不在乎的样子，以掩饰内心的极度痛苦。

2. 愤怒期 当否认无法再继续下去，病人感到"为什么这种不幸要降临到自己头上？为什么老天不让我活下去？"对家属、医护人员多加指责，怨天尤人，烦躁不安。

3. 妥协期 处于妥协期的病人，心理状态显得平静、安详、友善、沉默不语，这时能顺从地接受治疗，试图推迟死亡期限，尽量避免死亡的命运。

4. 抑郁期 病情再度恶化，治疗已无疗效。此时，病人开始感到无力、无助，悲观失望，经常哭泣，有时会采取自杀行动。

5. 接受期 自知结局已无法改变，对即将来临的死亡已无可奈何，因此接受现实，准备后事，告别亲人，静静地等待生命的终结。

● 案例6-3

病人，女，32岁。诊断为乳腺癌，需实施乳腺切除手术而入院。病人担心手术后失去女性特征，影响身体形态，受到社会歧视，感到心情沉重，悲观绝望，丧失生活兴趣，不思饮食，有时甚至发脾气，摔东西，经常失眠。

问题：1. 该病人的心理特征是什么？如何进行心理护理？
2. 癌症病人一般要经过几个阶段？

五 癌症病人的心理特征

医学调查表明，当病人得知自己患了癌症后，心理状态一般要经过否认期、恐惧焦虑期、悔恨妥协期、抑郁期和接受期五个阶段。

1. 否认期　否认是癌症病人最常用的心理防御方式。当病人最初得知自己患癌症的信息时，否认自己得了癌症而怀疑医师的诊断，病人可能会反复做检查，拒绝承认残酷的现实，以暂时维持心理平衡。

2. 恐惧焦虑期　当病人意识到癌症的诊断确切无疑时，立即出现焦虑、恐慌和惧怕心理，感到死神就要降临。由于恐惧，病人坐卧不宁，惶惶不可终日。恐惧焦虑程度取决于癌症的性质、部位、严重性和病人的个性特征等因素。

3. 悔恨妥协期　常与恐惧焦虑同时出现，也可逐渐演变为悔恨至妥协。病人在恐惧的同时，经常会抱怨为什么自己会得癌症，并对自己以往的生活方式、个性习惯等自责不已。但病人仍然希望得到及时有效的医治，把生存的希望寄托于各种治疗。

4. 抑郁期　经过一段时间的治疗后，病情没有明显好转甚至加重，病人会意识到疾病已无药可救，生命已走到了尽头，陷入极度抑郁情绪中。常表现为消极被动，活动减少、情绪低沉、沉默不语及行为退缩，陷入极度的沮丧和绝望中。

5. 接受期　有些病人逐渐接受了自己身患癌症的现实，情绪趋向稳定，比较正确而客观地面对现实、面对未来。

对于癌症病人心理问题的干预，临床医务工作者要建立良好的医患关系，告诉病人真实的信息；纠正病人对癌症的错误认知；处理病人的情绪问题；减轻疼痛；重建健康的生活方式，切断生活方式与癌症的通道。

> **案例 6-3 分析**　该病人的主要心理特征是抑郁情绪，引起的因素是乳腺癌带来的切除手术，表现的症状是心情沉重，悲观绝望，丧失生活兴趣，不思饮食，情绪不稳定，经常失眠。护士在进行心理护理时，需要做到以下几点：一是针对病人担心术后受到社会歧视，矫正其不合理认知。二是理解接纳病人的抑郁情绪，耐心倾听，引导其宣泄不良情绪。三是鼓励其转移注意力，利用榜样的力量改变病人的不良认知和情绪。
>
> 癌症病人一般要经历否认期、恐惧焦虑期、悔恨妥协期、抑郁期和接受期五个阶段。

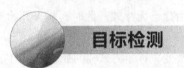

目标检测

一、名词解释

1. 焦虑　2. 抑郁　3. 分离性焦虑
4. 主观感觉异常

二、填空题

1. 病人常见的心理问题有＿＿＿＿、＿＿＿＿、＿＿＿＿和＿＿＿＿。

2. 儿童病人常见的心理反应有＿＿＿＿、＿＿＿＿、＿＿＿＿和＿＿＿＿。

3. 急性病病人的心理特征有＿＿＿＿、＿＿＿＿、和＿＿＿＿。

4. 常见的术后严重心理障碍有＿＿＿＿、＿＿＿＿和＿＿＿＿。

5. 癌症病人一般要经历＿＿＿＿、＿＿＿＿、＿＿＿＿、＿＿＿＿和＿＿＿＿五个阶段。

三、选择题

1. 对于病人来说，最重要的、最优先的需要常常是（　　）
   A. 生理的需要　　B. 爱和归属的需要
   C. 安全的需要　　D. 尊重的需要
   E. 自我实现的需要

2. 病人最常见、最重要的心理变化是（　　）
   A. 人格变化　　B. 意志变化
   C. 情绪变化　　D. 认知功能变化
   E. 以上都不是

3. 病人中最常见的情绪反应是（　　）

A. 抑郁　　　　　　　B. 愤怒

C. 焦虑和恐惧　　　　D. 敌意

E. 自怜

4. 病人求医过程中，引起愤怒反应最常见的因素是（　　　）

   A. 医院环境不好

   B. 医疗负担过重

   C. 疾病无法治愈

   D. 病人期望过高，无法实现目标

   E. 医患之间产生冲突

5. 大多数临终病人最早的心理反应是（　　　）

   A. 否认　　　　　　B. 抑郁

   C. 愤怒　　　　　　D. 恐惧

   E. 焦虑

6. 手术病人术前最常见的情绪反应是（　　　）

   A. 抑郁　　　　　　B. 过度依赖

   C. 焦虑　　　　　　D. 敌意

   E. 愤怒

（7～10题共用题干）

   患者，女，50岁。1个月前因胃癌进行胃大部切除术。术后一般情况良好，但是病人情绪低落，常常独自流泪，对自己的生存非常悲观，各种兴趣下降，整夜难眠，经常出现轻生的念头。

7. 病人的这种情绪状态是（　　　）

   A. 焦虑反应　　　　B. 抑郁反应

   C. 恐怖反应　　　　D. 愤怒反应

   E. 以上都不是

8. 病人这种情绪反应强度主要取决于（　　　）

   A. 病人疾病的痛苦程度

   B. 病人可能的生存期长短

   C. 病情对于前途的影响

   D. 病人经济上的损失

   E. 病人赋予所失去东西的主观价值

9. 对于长期这种情绪反应所造成的后果，以下错误的是（　　　）

   A. 使病人的免疫力下降

   B. 增加原有疾病治疗的难度

   C. 增加引发新疾病的可能性

   D. 增加病人所能获得的社会支持

   E. 妨碍病人与医务人员的合作

10. 对于这种病人，临床上一般采取的干预措施是（　　　）

   A. 支持性心理治疗　　B. 认知疗法

   C. 精神分析法　　　　D. 药物治疗

   E. 以上都是

四、简答题

1. 病人的心理需要有哪些？

2. 简述病人常见的心理变化。

3. 引起病人焦虑的因素有哪些？

4. 简述老年病人的心理特征。

5. 简述临终病人的心理特征。

五、案例分析

   病人，男，65岁。因心梗发作，被120急救车送至急诊科抢救。病人面色苍白，双目紧闭，表情痛苦。抢救过程中，护理工作者和病人做简单的交流，病人主诉心前区持续性剧痛，"心慌，上不来气，快要死了"。

   分析：

1. 病人的主要心理反应是什么？

2. 如何对这一心理反应进行心理护理？

（陈　娟）

第7章 心理护理

随着现代医学模式的转变，作为现代护理模式的重要组成部分，心理护理的作用日益受到重视。心理护理的核心是以护理对象为中心，为其提供生理、心理、社会、文化等方面的整体护理。护士学习并掌握心理护理的有关理论和技术，在工作中了解病人的心理需要、评估病人的心理状态、发现病人的心理问题、帮助病人解决心理问题，达到治疗与康复的最佳心理状态。

第1节　心理护理概述

 心理护理的概念与特点

（一）心理护理的概念

1. 心理护理概念　心理护理是指在护理活动过程中，护士以心理学的理论和技术为指导，以良好的人际关系为基础，积极影响和改变病人不健康的心理状态和行为，促进其疾病的康复或向健康发展的手段和方法。

2. 心理护理的意义

（1）有助于调整病人的生理、心理处于最佳状态，消除不良的心理刺激，防止心身疾病的发生。

（2）有助于协调各种人际关系，使病人适应医院环境，增加对医护人员的信任。

（3）有助于调动病人的主观能动性，使其积极主动地做好"自我护理"。

（4）有助于护士不断进行自我认识和自我调节，培养自己稳定的心理素质，以良好的心态完成护理工作。

（5）有助于整体护理的进一步开展。

3. 心理护理与整体护理的联系　整体护理思想的提出肯定了心理护理，而心理护理在整体护理中又有着独特的地位与作用。心理护理是整体护理的重要组成部分，心理护理使整体护理的内容、目标与过程更加系统与完善；整体护理促进了心理护理的深入和发展，使心理护理的任务、实施方法及质量标准更加明确与规范。

4. 心理护理与心理治疗的区别与联系　心理护理强调的是对没有明显精神障碍的病人进行心身疾病的保健或者心理健康的指导与干预。心理治疗侧重神经症、人格障碍等精神异常病人的诊治研究。两者对象相同，但侧重点不同。

5. 影响心理护理效果的因素

（1）护士的综合素质：如护士的专业理念、心理学知识和技能、敬业精神、语言表达能力、一般能力水平等。

（2）传统医学模式的影响：以往护理过程中只注重躯体疾病而忽略了心理社会反应。

（3）认识和管理的偏差：如护士对心理护理重要性的态度、整体护理观念的更新等。

（4）没有直观的评价标准：心理护理的很多资料是靠护士的感知、分析后形成的，难以量化和测量。

（5）文化背景：通常不同文化背景的人会有不同的心理活动表现方式，如有人宁愿用行为发泄情绪，也不用语言表达更不愿口头承认自己的情绪。面对这样的护理对象，开展心理护理工作具有一定的挑战性。

（二）心理护理的特点

1. 广泛性与连续性　心理护理的范围非常广泛，护士与病人接触的每一个阶段、每一个过程、每一项操作中都包含着心理护理的内容。心理护理并不是单一的过程，而是在心理护理目标、方法、时间、技巧方面都具有连续性的护理活动。因此，心理护理具有非常明显的广泛性与连续性特点。

2. 共性与个性　人人都要面对疾病与健康，接受衰老与死亡的现实，因而会出现共同的心理需要与心理反应。但是由于个体的出生背景、成长经历、个性特征的异同，所表现出来的心理需要与心理反应又有着明显的个体差异性。因此，心理护理就必须针对每个病人不同的需要特点给予恰当的帮助。

3. 社会性　人具有生物和社会双重属性，因而心理护理就不可忽视社会环境因素对病人造成的影响，应帮助病人主动适应环境，协调好各种社会关系，充分发挥支持系统的作用，以取得预期护理效果。

4. 预测性　做好预防对心理护理非常重要。如果护士能通过早期的预防性评估，收集并分析相关资料，较为准确地预测病人潜在的心理问题，使心理护理措施及早开始并及时落实，可减轻心理因素对健康所造成的不良影响。

5. 心身统一性　人是心理与生理的统一，因而心理护理与生理护理是相互结合、相互依存又相互影响的。

6. 技术无止境性　随着科学技术水平的发展和人的需求层次的提高，心理护理的内容与技术也必须不断丰富和发展。

7. 不可测试性　在心理护理过程中欲取得良好的效果，除应掌握心理护理技术外，还要依靠护理工作者的信念、意志、力量及综合知识来发挥作用。依靠这种力量可以给病人真切的感受，因而是不可测量的。

二　心理护理的目标

心理护理目标是护士在整个护理过程中通过自己积极的语言、态度、表情、行为等影响病人，促使病人由于患病住院或其他原因所引起的适应不良得到改善。其最终目标是促进病人的发展，包括自我接受、自我尊重、自我完善、自我实现。具体目标如下：

1. 满足病人的合理需求　全面评估和正确分析病人的不同需求是心理护理应达到的首要

目标。

2. 创造良好的护理环境　创造一个利于病人康复的心理与物质环境是做好心理护理的前提。

3. 消除不良的情绪反应　及早发现病人的不良情绪,采取有效的护理措施进行积极心理干预是心理护理的关键。

4. 提高病人的适应能力　充分调动病人的主观能动性,促进病人自我发展是心理护理的最终目标。

心理护理的基本方法

心理护理是以促进和恢复病人的心身健康,消除病人不良情绪反应,调动其战胜疾病的主观能动性,提高病人的适应能力为目标所进行的一系列有目的、有计划的护理活动。

(一)心理护理的评估

心理护理的评估是有目的、有计划、有步骤系统地收集病人与心理健康相关信息的过程。心理资料的完整、准确直接关系心理护理开展的有效性,因此心理护理既是心理护理程序的第一步,也是关键的一步。心理护理评估的主要内容有:

1. 病人的心理现状。

2. 病人以往的心理健康情况。

3. 此次患病的心理、社会因素与疾病的关系及影响。

4. 病人的人际关系状况。

5. 家族史、个人史、治疗史等参考性资料。

护士可以通过观察、交谈、倾听、座谈、测量等方法来进行收集。

(二)心理护理诊断

心理护理诊断是在心理护理评估的基础上,对收集到的信息进行分析、综合,从而确定护理诊断。心理护理诊断的目的是对收集的信息,进行分析,弄清问题的主次,为心理护理的制定提供基础。目前心理护理诊断的理论尚不完善,常用的心理护理诊断有:

1. 感知觉方面　疼痛、慢性疼痛、感知改变、记忆力障碍、睡眠状态紊乱等。

2. 情绪方面　焦虑、恐惧、悲伤等。

3. 自我意识方面　自我认同紊乱、自尊紊乱、自我形象紊乱。

4. 意志方面　懒散、疲惫、依赖性增强、缺乏自信心等。

5. 人际关系及其他方面　语言沟通障碍、社交孤立、个人应对无效、不合作等。

(三)心理护理计划

心理护理计划是根据前期对病人心理状况进行了解和分析的结果,设计如何解决问题的心理护理干预手段,达到心理护理目标的方法。选择和制定护理措施应注意的问题:病人的可接受性、预期目标、护士的能力、措施的可行性。心理护理计划具体工作内容包括:①按照心理问题的轻重缓急,提出有针对性的心理护理的目标与方法。②评估实现心理护理目标的可行性,预见实施计划过程中可能出现的新问题,制定应对措施。③做好护理计划的文字记录,便于实施计划情况的查对及护理效果的评估。

(四)心理护理实施

心理护理实施就是贯彻落实各种护理方案及措施的过程。心理护理的实施就是行动阶段,包括几个方面：

1. 优良的职业素养　护理工作者优良的职业素质所展现出的优雅姿态、文明语言、良好态度、娴熟技术其本身就是对服务对象最好的心理护理。

2. 有效的人际沟通　有利于建立良好的护患关系，良好的护患关系是心理护理顺利进行的关键，是心理护理成功的前提，也是一切心理护理方法的基础。

3. 广泛的社会支持　社会支持是心理护理的重要力量，医护工作者、同室病友、家属亲友、单位同事等的关心安慰、支持爱护，可以淡化各种心理刺激，帮助病人消除不安情绪，减轻痛苦。

4. 规范的健康教育　对疾病的认识程度决定病人的心态，错误地理解疾病极易造成病人的消极情绪。护士应通过讲座、报刊、墙报、新媒体等多种方式，定期宣讲有关疾病的发生和转归，让病人正确了解疾病的防治知识，真正做自己的"医生"。

5. 合理地安排生活　针对病人的不同情况给予生活安排和指导，如适当的锻炼、适当的放松、听轻音乐等，在条件许可的前提下，发挥病人的兴趣、爱好与特长，开展娱乐活动，起到转移情绪、消除紧张、忘记烦恼、焕发精神的作用。

6. 舒适的休养环境　环境对人的心理有直接影响，优美舒适的环境有利于服务对象产生积极的心理状态，因此病房应色调柔和，阳光充足，空气新鲜，温度适宜，避免噪声，并注意室内的美化和室外的绿化。

（五）常用的心理护理方法

常用的心理护理方法：心理支持法、认知法、松弛训练法、生物反馈法、音乐疗法、集体心理护理法等。

（六）心理护理效果评价

心理护理评价是一个持续进行的过程。评价内容包括病人的心理状况有何变化、已经达到哪些护理目标、解决了哪些问题、及时肯定心理护理效果、有无新问题的发生，是否需要重新评估、制定计划、确立新的目标等。护理工作者要及时分析问题的原因，及时进行总结。

第2节　不同病症病人的心理护理

● 案例7-1

病人，女，40岁，已婚，本科学历。因患乳腺癌接受化疗手术，术后情况良好。该病人疾病确诊后，一直情绪低落，高度恐慌，不能接受死亡，对家人产生留恋、愧疚之感。

问题： 护理工作者在工作时针对这样的病人应该如何开展护理工作？

病人由于所患病症不同，呈现出的心理状态也不同，护理工作者在开展护理工作时需要掌握不同的心理护理重点。

一　急性病病人的心理护理

急性病病人心理反应强烈，求医心切，易出现焦虑、恐慌、激动等情绪反应。在开展急性病病人的心理护理时要注意以下几点：

1. 尽力稳定病人情绪　此时病人由于求医心切，情绪反应非常强烈。以护士特有的专业成熟性、权威感稳定病人情绪，给病人以恰当的安慰和心理指导，使病人紧张、恐惧、焦虑等情绪得到缓解。

2. 树立时间就是生命的观点　快速、镇静地投入到对病人的抢救和治疗中。

3. 加强对病人的保护性措施　尽量不在病人面前随意谈论病情，特殊情况应单独向家属或单位领导交代，做好保护性医疗工作。在医院环境、接诊态度、护患关系、操作技术、工作作风等方面均给予最大的安全感。对抢救无效死亡者应先做好家属工作，使家人有充分的心理准备并做好善后。

4. 做好心理疏导工作　理解急性病病人和家属的心理特点，及时给予宽慰、耐心的心理指导。对拒绝治疗、愤怒、多疑等病人更应多加关注，使用认知疗法、心理疏导法，改变病人的错误认识，改善心理状态，调动病人的主观能动性，积极配合救治。

5. 创造良好的社会环境　尽力给病人创造舒适、安全的治疗环境和人际氛围，指导病人社会支持系统的工作，提高病人战胜疾病的信心。

慢性病病人的心理护理

慢性病病人容易出现情绪低落、敏感多疑、主观感觉异常等心理状态，在开展慢性病病人的心理护理时要注意以下几点：

1. 支持性心理护理　对慢性病病人的心理护理将心理护理工作与生理护理结合进行，加强基础护理，使之生理上舒适，心理上也减轻对病危的恐惧。

2. 多给予病人关注和鼓励　护理工作者要态度和蔼、语言亲切、动作轻柔。在护理中积极开展心理治疗和健康教育，使用认知疗法和行为疗法。改变病人的错误认知和行为，让病人改善自己的适应能力，改变不良的躯体生理状态与心理状态，尽快康复。对病人进行健康教育，科学对待疾病。

3. 帮助病人克服习惯化心理　帮助病人产生和保持要"康复"的动机，以尽早达到心理上的康复。

4. 鼓励病人积极治疗原发病　根据实际情况加强功能锻炼，使病人最大限度地恢复身体各项功能。

案例 7-1 分析　护理人员在工作时针对该病人应该引导其科学认识疾病，鼓励其表达自己的感受，对病人的恐惧心理表示理解和进行科学的引导，给予病人安慰，与病人家属共同鼓励病人，增加病人安全感，帮助病人保持一个良好的心态。

三 手术病人的心理护理

（一）手术前病人的心理及心理护理

手术前病人常见的心理反应为焦虑、对手术缺乏信心、害怕疼痛等。在开展手术前病人的心理护理时要注意以下几点：

1. 向病人及家属阐明手术的必要性、安全性等重要信息，取得病人的信任。使用恰当的言语，使病人在轻松自如的气氛中了解手术过程中真实的痛苦体验，术后各种治疗护理措施及对病人的有关具体要求。

2. 帮助病人学习行为控制技术，如深呼吸、放松疗法、分散注意法、认知行为疗法等，以减轻紧张焦虑和手术后的某些不适。

3. 取得病人社会支持系统的支持，安排家属及时探视，引导亲友进行安慰和鼓励，减轻病人的术前焦虑，增强其战胜疾病的信心。

4. 创造良好的手术室环境，应保持整洁、寂静，接送病人过程中要有专人陪伴。床单血迹、手术器械要掩蔽，医护人员谈话应轻柔，遇到意外事件时要保持冷静，以免造成病人紧张。

（二）手术后病人的心理反应和心理护理

手术后病人常见的心理反应为担忧心理、烦躁抑郁、缺失心理、角色行为强化等。在开展手术后病人的心理护理时要注意以下几点：

1. 第一时间向病人反馈手术情况及效果，并有针对性地解除病人疑虑。

2. 疼痛的主观感觉个体差异较大，尽量帮助病人缓解疼痛。护士应从每个具体环节来减轻病人的疼痛，如采用自我暗示疗法，指导病人暗示自己"术后疼痛是一种正常情况，是暂时的"；剧烈疼痛者应给予镇痛药。

3. 积极预防术后不良反应及并发症，努力帮助病人解决抑郁情绪。

4. 病人术后恢复过程中会出现依赖性增强、行为退化等心理反应。对此类病人应加强术后康复指导，加强自我教育，减少病人角色强化行为，调动病人主动性，鼓励并协助早期活动，以促进其痊愈。

5. 部分病人手术后可能造成机体某些生理功能的破坏或残缺而产生缺失心理，护士要给予同情、支持和鼓励，加强心理疏导。

（三）恶性肿瘤病人的心理护理

肿瘤病人常出现的心理反应为极度的恐惧和焦虑的心理，常难以接受现实，在开展恶性肿瘤病人的心理护理时要注意以下几点：

1. 科学认识，保持良好心态 护士应向病人灌输正确的医学知识，让病人保持良好心态，积极配合，延长寿命。

2. 面对现实，正确履行告知 护士根据病人的人格性格特征、适应能力、病情轻重、病程及对恶性肿瘤的认识等，慎重地决定是否告知病人真相以及告知的方法和时间。

3. 引导病人，恰当应用心理防御机制 恶性肿瘤使病人心身均受到严重的损害，护士可以采用心理支持疗法，引导病人恰当地使用心理防御机制，根据病人的具体情况运用解释、疏导、安慰、鼓励、耐心的倾听、亲切的交谈等手段，缓解病人的心理压力和紧张的情绪。

4. 加强护理，做好心理准备和物质准备 恶性肿瘤的治疗方法给病人带来极大的痛苦。因此，治疗前护士应指导病人做好心理和物质准备，介绍手术、化疗、放疗的作用、意义和可能的并发症，树立坚持治疗、忍耐毒副作用、战胜疾病的信念。允许病人使用无损正常治疗和病情的支持疗法，如中药治疗、音乐疗法、气功、静默、想象疗法等以获得慰藉。根据治疗方法做好物质准备，如有脱发者可备假发，有恶心呕吐者备好缓解药物等。

（四）传染病病人的心理护理

传染病病人常出现的心理为自卑、孤独、回避心理、愤懑心理等。在开展传染病病人的心理护理时要注意以下几点：

1. 科学认识传染病 护士应理解传染病病人的心理反应及其情绪变化规律，向病人及其亲属解释病人传染病的性质、传播途径和预防措施。指导病人科学地认识传染病，积极配合治疗。

2. 创造良好的探视条件　护士应尽量创造良好的探视条件,满足病人的需求,消除不良情绪和顾虑。

3. 树立战胜疾病的信心　某些传染病根治较困难,造成传染病病人敏感、悲观、失望、多疑。护士应安慰病人积极配合治疗,给病人精神上的鼓励。

4. 预防心理创伤　护士必须注意自己的言行,切莫在病人面前表现出怕被传染的言语、表情和行为,防止给病人造成心理创伤。

（五）疼痛病人的心理护理

疼痛与机体组织的挫伤有关,也与心理状态有关,常伴有不舒服、不愉快的情绪反应,是一种非常复杂的心理、生理状态。在开展疼痛病人的心理护理时要注意以下几点:

1. 减轻心理压力　鼓励病人表达疼痛,以同情和安慰的态度理解病人的行为反应及情绪反应。尽量协助病人克服困难,减轻病人的焦虑、恐惧和抑郁情绪。

2. 分散注意力　组织病人参加多种活动;恰当运用音乐分散对疼痛的注意力是有效的方法之一;有节律的按摩:叮嘱病人双眼凝视一个定点,引导病人想象物体的大小、形状、颜色等。同时在病人疼痛的部位或身体某一部分皮肤上作环行按摩以分散病人注意力。

3. 暗示　可引发或改变疼痛感受,因此应积极引导病人放松、消除紧张,提高其痛阈。合理使用安慰剂或止痛药,及时让病人消除疼痛。

（六）临终病人的心理护理

人人都有求生欲望,面对死亡时难免是一个巨大的打击。护理工作者在面对临终病人时,要根据病人所处的不同阶段,给予相应的心理护理。协助病人走向终点。在开展临终病人的心理护理时要注意以下几点:

1. 使病人尽可能享受最后的时光,与亲人相伴,感受家庭的温暖和幸福。

2. 帮助病人尽可能完成未完成的工作或愿望,使病人临终前感到人生无憾,并获得最后的乐趣和满足。

3. 采取有效措施控制病人的病痛,尽可能减少病人的痛苦和烦恼。

4. 尊重病人的愿望,让病人有尊严地离开人世。

第3节　不同年龄阶段病人的心理护理

 儿童病人的心理护理

患病对儿童的心理发展来讲是一种威胁,轻者产生一定的心理反应,重者可阻碍儿童正常的心身发展,出现发展危机。因此护士在开展儿童病人的心理护理时要注意以下几点:

1. 护士要多给予关心、体贴,满足患儿的心理需要。护理时多爱抚,动作要轻柔,减轻对患儿的过强刺激而造成不必要的损伤。

2. 幼儿病人易哭闹、烦躁不安、焦虑、孤独、恐惧,护士在护理时应多与患儿一起交谈、玩耍,使患儿在护理中得到安慰。

3. 对患儿配和治疗的积极表现应及时给予赞扬和鼓励,使患儿增强勇气,克服恐惧,保持愉快情绪。

二 中青年病人的心理护理

（一）青年病人的心理护理

青年病人常见的心理反应为震惊、否认、主观感觉异常、情绪不稳定等。在开展青年病人的心理护理时要注意以下几点：

1. 可以调动青年病人的积极性，给予恰当的鼓励。

2. 教育他们正确对待人生道路上的挫折，帮助他们客观地面对疾病。

3. 尽量把青年病人安排在一起，互相作伴，消除孤独感。

4. 面对病人的疑问，及时解答。

5. 要密切观察其情绪状态，及时调整他们的心境，多给予心理支持，耐心疏导，预防可能发生的不良后果。

（二）中年病人的心理护理

中年人是社会的中坚力量，承担多种职责，一旦患病常出现精神压力大、疑心重、行为退化等心理反应。在开展中年病人的心理护理时要注意以下几点：

1. 应充分调动中年人自身能动作用配合治疗和护理，对预后不良或患了绝症的中年病人，对他们表示深切同情并给予开导是护理工作者特别突出的任务。

2. 对更年期病人，护士应指导病人正确对待，为病人创造良好的治疗和护理环境，教会病人调控自己的情绪，保持有规律的生活，平稳度过更年期。

3. 积极主动向病人家属、工作单位建议，妥善安排病人所牵挂的人和事，尽量减少病人在治疗养病期间的后顾之忧。

三 老年病人的心理护理

老年人由于生理功能逐渐衰退、躯体的适应力和抵抗力日趋降低，发病率增加、并发症增多，心理负担重。在开展老年病人的心理护理时要注意以下几点：

1. 给予老年病人尊重　老年人有强烈的被重视、受尊敬的需要，因此护士尽量使用亲切和尊敬的称谓，满足他们的一般要求。对丧偶或无子女的老年病人，应本着人道主义精神，格外予以关心与尊重。个别特殊而无法满足的要求，护士要态度和善、诚恳地解释清楚。

2. 给予老年人耐心和关心，老年病人有不同程度的感觉不灵敏，反应迟钝，护士在护理中要勤快、细致、耐心、周到。护理工作者回答问题时要慢，说话声音要大，避免奚落与讥讽。

3. 消除孤独感，条件允许下积极争取家属、亲友和单位对老年病人的支持陪伴。护理工作者多与老年人交流，多微笑、多安慰，满足老年病人的心理需要。

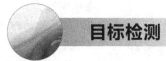

目标检测

一、名词解释

1. 心理护理　2. 心理护理目标

3. 心理护理评估

二、填空题

1. 心理护理的具体目标，包括_____、_____、_____、_____、_____、_____、_____。

2. 影响心理护理效果的因素有_____、_____、_____、_____、_____。

3. 常用的心理护理诊断有_____、_____

_____、_____、_____。

4. 恶性肿瘤病人确诊时常见的心理反应
有_____、_____、_____、
_____、_____。

三、选择题

1. 心理护理程序的第一步是（　　　）
   A. 心理护理计划
   B. 心理护理评估
   C. 心理护理实施
   D. 心理护理效果评价
   E. 心理测量

2. 手术前病人最常见的心理反应是（　　　）
   A. 悲观绝望　　　B. 焦虑恐惧
   C. 敌意愤怒　　　D. 无助依赖
   E. 抑郁悲伤

3. 病人四处求医、八方投医是何种心理反应
   所致（　　　）
   A. 猜疑　　　　　B. 孤独感
   C. 期待感　　　　D. 主观感觉异常
   E. 依赖心理

4. 儿童病人住院后离开父母，其心理反应首
   先表现为（　　　）
   A. 恐惧　　　　　B. 行为异常
   C. 分离性焦虑　　D. 皮肤饥饿
   E. 思念亲人

5. 青年人当得知自己患病时，首先出现的心
   理反应是（　　　）
   A. 悲观与抑郁　　B. 急躁与焦虑
   C. 震惊与否认　　D. 敏感与多疑
   E. 寂寞与孤独

6. 某病人需要做子宫肌瘤摘除术，术前病人
   出现了一系列的心理反应，对于这些反应
   的认识错误的是（　　　）
   A. 术前的心理反应对手术和术后的恢复
      必然产生负面的影响
   B. 术前焦虑水平很高者影响预后效果
   C. 术前焦虑水平适中者，术后结果最好
   D. 术前所出现的焦虑和恐惧是正常的情
      绪反应
   E. 术前对医生和手术抱有期望是病人的
      正常心理反应

7. 某病人入院后活动下降、言语减少、兴趣
   减退、悲观失望、睡眠不佳，该病人的情
   绪反应属于（　　　）
   A. 焦虑　　　　B. 抑郁　　　C. 恐惧
   D. 愤怒　　　　E. 否认

8. 病人王某，品尝不出食物的香味，该病人
   的心理变化表现在（　　　）
   A. 感知方面　　　　B. 记忆方面
   C. 思维方面　　　　D. 认知方面
   E. 人格方面

9. 某位中年女性身患癌症，自己却不肯承认，
   拒绝治疗，3个月后因癌症去世。该病人的
   心理活动主要表现了（　　　）
   A. 愤怒　　　　　B. 自我概念紊乱
   C. 否认　　　　　D. 恐惧
   E. 依赖

（10、11题共用题干）

　　病人，女，32岁，家住异地。入院后，
晚上不易入睡、烦躁不安，有时利用多次按呼
叫灯的机会与护士说话。

10. 此表现反映了该病人的心理活动
    （　　　）
    A. 孤独　　　　　B. 自信心水平低
    C. 抑郁　　　　　D. 烦躁
    E. 焦虑

11. 对于该病人应采取的心理护理措施是
    （　　　）
    A. 不许其再按灯
    B. 给予其药物帮助入睡
    C. 情感支持，多陪伴病人
    D. 不予理睬
    E. 示范脱敏法

（12、13题共用题干）

　　病人，男，1岁。因病入院，父母不能陪
护。住院后常常哭闹、食欲减退、睡眠不安、
喜欢啃玩具。

12. 该患儿的心理反应是（　　　）
    A. 抑郁　　　B. 退化　　　C. 思念亲人
    D. 行为异常　E. 皮肤饥饿

13. 对该患儿的此种心理反应，护士采取的心
    理护理措施不正确的是（　　　）
    A. 搂抱　　　B. 抚摸　　　C. 哄逗
    D. 解释　　　E. 微笑

四、简答题

1. 什么是心理护理，心理护理的特点是什么？

2. 面对急性病病人应如何开展护理工作？

五、案例分析

李女士，55岁。3周前因为肺癌进行手术。术后预后良好，但最近1周该病人情绪低落、常常哭泣、兴趣下降、睡不着，悲观失望，听别人说肺癌死亡率高，总觉得自己时日不多，活着也没什么意思了，还是死了比较好。

分析：

1. 李女士目前主要的心理反应是什么？

2. 如果你是李女士的责任护士，针对她目前的状态应该如何开展护理措施？

（邓希文）

第8章 护理工作者的心理品质及其培养

随着医学模式的转变和护理功能范围的不断延伸，护理工作者在维护人类健康方面承担着多元化的角色。护士需要适应时代发展的需求，在临床护理工作过程中，提升自身的职业素养，培养良好的心理品质，为护理对象提供优质护理服务。

第1节 护理工作者心理概述

● 案例 8-1

小李是一名内科护士，她对肿瘤病人总是异常关心，在工作时会做一些超常规的护理，真正做到想病人所想，急病人所急，工作之余都会留在病房照顾病人，甚至会帮病人做一些决定，而在其他类型的病人身上却并未出现同样的努力。

问题：1. 社会对护士的角色期待是什么样的？
2. 小李在角色适应过程中出现了什么现象？

一 护理工作者角色人格的概念及特征

（一）护理工作者角色人格的概念

护理工作者角色人格，是个性心理学中"人格"、社会心理学中"角色人格"等概念的外延。角色人格是指具有某种特定社会地位的人们，共同具备并能形成相似角色行为的心理特征的总和。即是指人们在某种特定的社会经历中，形成的比较固定、共性的人格特征。

护理工作者角色人格是指从事护理职业的群体所共同具备，并能形成相似角色适应性行为心理特征的总和。护理工作者角色人格定义中的"适应性"赋予了该定义特殊的内涵，它要求护理工作者产生"角色适应性行为"。如护士长期从事护理工作，却始终难以形成与该职业匹配的角色适应性行为，就很难继续工作下去，其角色功能也不可能得到充分显现。护士角色人格定义中的"适应性"还隐含着护士个体与角色人格的匹配问题，两种匹配度越大，说明其适应性越强，越有利于个体的职业角色化发展。

（二）护理工作者角色人格的特征

1. 以职业经历为前提 任何角色人格均需个体在社会角色扮演过程中通过体验，不断巩固发展和完善。护士角色人格随着从业经历的丰富而渐趋成熟，如新入职的护士，难免在护理工作中表现忙乱、不知所措，但随着临床护理经验的积累，渐渐能从容不迫地胜任护理工作。

2. 与个体人格相辅相成　护士角色人格必须与个人人格相匹配，如护士具有较高的道德水准（爱岗敬业、甘于奉献），但不具备良好的护士特质（细心、耐心、温柔、善解人意等），就很难成为好护士。如果某人的个体人格中存在着护士角色人格核心成分的严重缺陷，如情绪不稳定、易怒易躁，就很难成为一名称职的护士。一个人能否胜任职业角色主要取决于个体人格与职业角色的匹配。护士角色人格是在构建好的个体人格框架上发展起来的，基于个体人格，又随着职业经历的潜移默化，不断优化自身的人格特质。个体人格与职业人格相辅相成，个体人格是职业角色人格的基础，职业角色人格又是个体人格的拓展和完善。

3. 有别于道德概念　护士角色人格较少涉及"无私奉献、崇高、人道"等道德概念。任何职业群体都可因成员的社会层次、受教育程度、家庭背景等差异，造成道德水准的不同，如护士群体中有劳模、积极分子，也有普通群众，不能一律以劳模的境界衡量所有的职业个体。

二 护理工作者角色人格的形象

护理工作者角色人格，以其特定的职业角色形象呈现，并随社会需求而不断演变，其形象发展经历以下三个阶段。

（一）护理工作者角色人格的历史形象

护士的最初称谓是"看护"，历史上主要经历了以下几种典型形象。

1. 母亲形象　护士在民间被视为母亲，最初护士主要以"温柔、慈祥"等特征，塑造了慈母般的职业形象。

2. 宗教形象　中世纪的欧洲，众多修女从事护理工作，护理被赋予宗教形象，教会把照顾伤残病人、拯救人的灵魂同等看待，护士被赋予浓厚的宗教色彩。

3. 仆人形象　16～19世纪，修女不再从事护理工作，而由一些社会、经济地位低下的女性负责对病人的照料和看护。

（二）护理工作者角色人格的现代形象

自19世纪60年代南丁格尔创立世界上第一所正式的护士学校起，护理职能逐渐得到公认，护士的角色形象日渐鲜明，其现代形象发展大致体现为三个阶段。

1. 南丁格尔塑造的早期形象

（1）品格高尚：南丁格尔提出，护士必须正直、诚实、庄重，否则将一事无成。

（2）满足病人需求：南丁格尔强调要满足病人的需求，千万不要有意或无意地惊醒病人，甚至提出要消除护士工作时的衣着声响。

（3）具备心理学知识：南丁格尔认为护士要重视病人的心理因素，区分护理病人与护理疾病之间的差别。

（4）专门学科的人才：南丁格尔指出护理学是内、外科和公共卫生学的专业技术人才，而不是内、外科医生的奴仆。

（5）人类健康的使者：护士的服务对象，不仅仅局限于医院里的病人，而是更多地面向整个社会人群。

2. 继承南丁格尔的扩展形象　19世纪末至20世纪40年代，两次世界大战导致数以亿计的人员伤残，这将护理工作推到救死扶伤第一线，进一步形成现代护理学特色的研究和活动领域，发展了大量新技术，如消毒灭菌、无菌操作、生命体征测量等，对促进护理学科系统理论和专门技术的发展均有重要影响，也造就了大批经验丰富的护士。护士队伍迅速扩大，护理内容从"以照料病人生活为主"转向"以科学技术手段服务为主"。护士以"擅长配合医疗工作""具有熟练操作技巧"等职业角色形象，获得社会的进一步承认和赞扬。护士的角色形象在继承南丁格尔早期形象的同时，又扩展了专业的"技艺形象"和医师的"助手形象"两种职业形象。

3. 护理工作者的现代形象

（1）结构合理的知识型人才：高等护理教育改变了既往突出"技能型职业培训"的传统护理教育模式，逐渐健全了从本科到博士的多层次护理教育，护士从既往单一的专业技能型人才发展为复合的专业知识型人才，护士队伍的整体知识素质明显提高。

（2）适应发展的专家型人才：护士既能主动适应医学模式的转变，开创护理学科新理论，又紧紧跟随现代医学发展，掌握各项护理新技术，维护病人的身心健康。

（3）开拓创新的研究型人才：护理专业的发展离不开科学研究，科研促使护士从掌握专业理论、熟练运用专业技术扩展到探索护理发展前沿、研制推广先进技术的更高境界。护士可以在日常工作中发现问题，收集资料，进一步探索、解决问题，得出结论，并将研究成果推广，用以指导和改进临床护理工作。

（4）社会保健的管理型人才：护士是集临床护理管理、社会护理管理、家庭护理、卫生保健、健康促进、社会公益事业管理为一体的综合职业角色。

链接

护士角色的未来形象

护士角色人格的未来形象，将以更为理想的模式发展，这也是社会进步的趋势和历史发展的必然，主要有以下 8 种表现形式：①专家、学者型人才；②科普教育工作者；③应用型心理学家；④健康环境设计师；⑤人际关系艺术家；⑥高层次技术能手；⑦默契合作的医疗伙伴；⑧崇尚奉献的优秀人才。

三 护理工作者职业角色化的过程

（一）角色知觉

角色知觉是指个体在社会情境中对角色及其有关角色现象的整体反映。角色知觉主要包括三个方面：①对自我角色的认知；②对他人角色的认知；③对角色期待的认知。任何一种角色只有在角色知觉非常清晰的情况下，才能使角色得以实现。作为一种认识过程，角色认知贯穿于角色行为的整个过程中。

角色知觉对人的意义：只有具有角色知觉才能按照相应的身份在各种社会情境中恰当地行事，实现良好的社会适应。

（二）角色学习

角色学习是指个人了解和掌握角色的行为规范、权利和义务、态度和情感、知识和技能的过程。角色学习作为一种社会学习，主要包括两个方面：一是在特定的社会规范下的学习，主要学习角色的权利和义务；二是在人际交往中的学习，主要学习、模仿角色的情绪和态度反应。个体学到的社会角色越多，就越能应付各种复杂的局面，适应复杂的社会。

（三）角色期望

任何一种角色都有角色期望。角色期望是指个体或群体对某种角色所表现出的特定行为的期望。它是社会结构和角色行为之间的纽带,一个人的角色行为是否符合其所处的地位和身份,在很大程度上看他是否遵从了角色期望。

(四)角色适应

角色适应是指个体在现实生活中扮演的角色符合社会对该角色应遵守的行为规范的要求,即角色与位置、身份匹配。一个人对自己角色的认知与社会、他人的角色期望一致,那么这个人的社会角色是协调的。角色适应是良好角色行为的前提,角色适应不良会导致角色紧张甚至冲突。

角色适应取决于 3 个因素:①角色的清晰度,个人对自己所承担的角色职责应该有明确的了解,具备准确的角色的知觉;②角色期望,个人对社会或他们对自己所承担的角色应该表现出来的某些特定行为的认识;③角色技能,个人对顺利完成角色扮演的经验、能力等有明确了解。

四 护理工作者角色适应不良的表现

个体在履行两个或两个以上社会角色时会产生难以相容的感受,或遭受来自不同群体的压力,因此形成角色的不适应和冲突,护士角色适应不良主要表现在以下几个方面。

(一)角色冲突

角色冲突是指个体同时处于两个或更多不同的地位,并要进行相互矛盾的角色扮演时引起的角色与角色之间的矛盾冲突现象。护理工作责任重大,又涉及护患关系、医护关系、护护关系等复杂的人际关系,在实际工作中要承担护理者、教育者、管理者、研究者、协作者、代言人等多种角色,如果不能适应,就会产生角色冲突。而且,由于护士还要同时扮演多种角色,每一种角色又包含一定的责任和义务,这就对护士职业角色的扮演者提出更高要求。例如,一名护士正在病房抢救一位垂危病患,但又突然接到母亲生病的电话,要她迅速回家,此时,抢救病患是护士角色赋予的职责,而回家照顾母亲又是女儿角色不可推卸的责任,就会产出角色冲突现象。此时护士默默放下电话,继续投入到紧张的抢救过程中,就是将护士角色置于自我角色之上。

(二)角色混乱

角色混乱是指个体无法获得明确清晰的角色期待或因角色期待无法一致时产生的混乱。例如,新护士往往不明确护士应该如何工作,手忙脚乱,一片茫然,找不到自己的位置,不知道该做什么,这就要求护士能及时帮助其进入角色。又如整体护理的开展要求护士以病人为中心开展工作,但现实的护理工作环境、条件与整体护理的要求还存在一定差距,这就导致护士工作时出现角色分工不清、职责冲突的混乱现象。

(三)角色缺如

角色缺如是指护士未进入与职业相对称的角色,主要表现为 2 个方面:

1. 在护理学生到护士的角色转变过程中,由于执业经验不足、对职业一无所知,执业过程不注重所扮演角色的质量,就会出现角色厥如现象。

2. 部分护士由于受其自身的需要、兴趣、价值观、能力等因素的影响,缺乏爱心、细心、耐心、责任心和同情心,会导致角色缺如。

(四)角色减退

个体进入护士角色后,由于某种原因重新承担本应免除或减轻的社会角色的责任,放弃或减弱了角色的扮演。例如，由于受其他职业的吸引，护士的职业兴趣发生转移，导致角色减退。又如，随着新社会角色的不断出现，护士需要处理家庭关系、夫妻关系、亲戚关系、父母关系等多方面的关系，如果职业与家庭之间出现矛盾，会导致角色减退。

（五）角色强化

角色强化是指长期从事护理工作的个体，习惯于扮演护理者、教育者、管理者的角色，产业一种心理定势，把自己当成护理过程的决策者、主宰者，而把护理对象视为弱者、被照顾者，过度关注和照顾护理对象，对护理对象的康复产生不利影响。

案例 8-1 分析　小李在职业角色化过程中出现了角色强化的现象，通过督导，发现小李的母亲因为宫颈癌过早地离开了她，这一经历让她倾向于花费更多的努力去护理那些肿瘤病人，过度地将自己作为主宰护理对象的决策者。

第 2 节　护理工作者的职业心理品质

● 案例 8-2

小林非常喜欢护士这个职业，可工作半年后，却对自己的职业产生了质疑。从护理学生角色突然转换为需要独当一面的护士，繁重的工作任务，还要不时应付各项护理大检查，各种考试考核，种种压力让她有点情绪烦躁，无所适从。日复一日的夜班，迷惘的前程，更让其不知道何时才是出头之日。

问题：1. 护士应该具备哪些心理品质？
　　　2. 如何培养护士的职业心理品质？

一　护理工作者的职业心理品质

护理工作者的职业心理品质是指护士从事护理工作所需具备的心理品质，良好的心理品质可以帮助护士胜任工作、适应发展。

（一）护理工作者的认知特征

1. 观察力　护士具有敏锐的观察力，就能及时发现病人的病情变化，为诊断、治疗提供依据，为抢救病人赢得宝贵时间。如护士通过观察病人的生命体征、皮肤状态、排泄物、表情及行为等来了解病人的临床表现，分析病人的需要和可能发生的问题，从而制定护理计划，评估护理效果。

2. 记忆力　护理工作琐碎繁杂，护士每天都需要面对大量的信息，准确的记忆力是完成工作的重要任务。如护士要记住病人的姓名、病情，药物的名称、剂量、给药途径、不良反应与配伍禁忌，病人检查和治疗的情况与注意事项。稍有差错，轻者延误病情，重者酿成严重差错事故甚至危及生命。

3. 思维力　护士考虑问题既要深思熟虑、具有全局观念，又要培养思维的灵活性和逻辑性，特别重视培养护士的评判性思维能力。护理对象的疾病是不断变化的，这就需要护士充分运用所学知识，根据病人的病情发展变化，做出重要决断，随机应变地处理问题，准确、顺利地完成护理工作任务。

4. 注意力　护士既要能眼观六路、耳听八方，又需能高度专注，集中注意力，排除内外各种干扰因素，保证护理工作质量，杜绝差错事故。遇到意外情况时，能够分清工作目的和任务，灵活地将注意力从一项工作转移到另一项工作中。例如，摆药时，护士要聚精会神，而抢救病人时，要迅速处理又要及时判断。

（二）护理工作者的情感特征

护士应当保持积极稳定的情绪情感，在工作中保持平和、安定的心境，做到忙而不乱、激情不露、纠缠不怒、悲喜有节、急事不慌、危事不惊。护理工作责任重大，常常会使护士处于焦虑、烦躁的情绪状态下，护士如果再把工作和生活中的不良情绪发泄到病人身上，必将破坏护患关系，影响对病人的护理，又导致护士心境更为恶劣，因此，护士需要合理地调节和控制自己的情绪。

（三）护理工作者的意志品质

护理是关爱生命、救死扶伤、为人类奉献爱心的伟大事业，但护理工作却平凡琐碎，这就需要护士具备坚强的意志品质，为护理事业奋斗终生。如在抢救病人过程中，护士要以科学的态度，用自己掌握的知识和技能分秒必争、果断处理问题。在工作过程中，不管遇到什么问题和困难，都要有坚定的信心、顽强的意志和持之以恒的耐心，才能完成护理任务。因此，护士必须具备克服各种困难和干扰意志的果断性和坚忍性等良好的意志品质。

（四）护理工作者的气质、性格

护士的工作对象是患有各种疾病而又有各种个性特征的人，因此，职业要求护士在工作实践过程中不断完善自己的气质和性格，使之更加符合护理职业的需要。

护士的理想气质是兼有多血质与黏液质两种类型的部分特征，具体表现为温柔、理智、情绪稳定、善于忍耐、活泼好动、反应敏捷。

护士的良好性格表现：①乐于帮助病人、诚恳耐心、热情有礼；②对工作满腔热情、认真负责、沉着冷静、机智果断、作风严谨；③开朗稳重、自尊自信、律己慎独、自强自爱。

（五）护理工作者的道德行为

护士的道德水平关系每一位病人的生命，护士在工作中要把病人的利益放在首位，热爱护理工作，无私奉献，乐于助人，自觉遵守职业操守和法规，恪尽职守，具有高度的责任感，用心维护每一位病人的健康。

（六）护理工作者的适应能力

当代社会对健康的重视程度越来越高，护理的理论知识和技术手段更新日新月异，护士要具备良好的社会适应能力，努力学习新理论和新技能，适应社会和医学对护士的新需求。

（七）护理工作者的沟通能力

护士始终处于护患关系的中心，具有与病人密切接触的优势，是连接各种复杂人际关系的纽带。例如，护士需要协助病人与医生沟通、促进病人彼此间交往、协调病人和家属的关系等，因此，良好的沟通能力是建立和谐护患关系、护护关系的基础，也是保证护理评估、实施、评价和健康教育成功的重要核心能力。在与不同年龄、层次、个性的病人交往时，护士的语言与沟通技巧需要因人而异，帮助病人尽快适应医院这种特殊情境的人际氛围。

（八）护理工作者的专业能力

精湛的专业能力是护士为护理对象提供高质量服务的基础。因此，护士具备丰富的护理专业理论知识、娴熟的操作技能，做到稳、准、快、好，即质量高、效果好，病人满意，这样才能满足不同护理对象的需要。

白衣天使应具备的"两个八"

医学在本质上具有双重性，它既是一门科学，又是一门人学，需要人文精神滋养。人文修养的内涵是奉献、正直、伦理、人道、自律、爱心、宽容。这就需要白衣天使具备"八心"，即爱心、同情心、责任心、进取心、耐心、真心、决心、恒心；具备八种气质和人格魅力，仁慈诚挚——可爱，和蔼谦虚——可亲，勤奋博学——可敬，沉着干练——可信，认真求是——可靠，仔细倾听病人——受尊重，适宜准确提问——受重视，仪表整洁庄重——得到礼遇。真正具备"两个八"，才能无愧于"白衣天使"这一称号。

二 护理工作者职业心理品质的培养

良好的心理品质是通过教育和自我学习，在护理工作实践中逐步形成和发展的。

（一）护理工作者职业心理品质的培养原则

1. 学校教育和社会教育相结合　学校是培养护理人才的基地，在校期间是职业心理品质养成的重要阶段，护理专业教师应在教学活动中贯穿职业态度和职业价值观教育。社会实践是培养护士良好心理品质的另一方面，两者密切配合，齐抓共管，才能取得事半功倍的效果。

2. 规范教育和自我调控相结合　规范教育是护士形成良好心理品质的前提，自我调控是形成护士良好心理品质的保证。通过教育引导护士严格遵守职业道德、操作规范，养成良好的行为习惯，通过训练帮助护士学会自我调整心态，合理调控和约束自己的行为，不断适应发展需求，提升自我的心理品质。

3. 现实榜样和理想模式相结合　护士的理想模式是培养高素质护理人才的目标，但日常护士的现实形象与理想模式之间存在一定差距。因此，在护士职业心理品质培养过程中，要树立典型的护理榜样，激励护士向理想模式努力，尽量缩短两者之间的差距。

4. 严于律己和宽以待人相结合　严于律己能促使良好心理品质的养成，宽以待人有利于保持自我的心理平衡。因此，在护理工作中，要培养护士自尊、自强、慎独和谦虚谨慎，对待他人要真诚、宽容、理解和接纳。

（二）护理工作者职业心理品质的培养

1. 加强职业态度和职业价值观教育，树立崇高理想　职业态度和职业价值观是护士职业心理品质的核心成分，在护士职业心理品质的优化过程中居主导地位，具有导向性、决定性作用。护士应正确认识护理专业，忠诚于护理事业，树立崇高的职业理想，培养积极的职业情感和坚强的职业意志。各类护理教育工作者和护理管理者应将职业态度和职业价值观教育贯穿于护理教育的全过程中，帮助护士认识护理工作的价值和意义，实现自身的理想。

2. 学习理论知识，提高自身修养　良好职业心理品质的养成需要科学理论的指导，护士必须学习心理学相关知识，掌握心理发展变化规律，找出自身的不足，自觉加强医德的修养，运用心理学的理论和方法，有目的、有计划地采取适当的方法和途径，培养良好的心理品质。

3. 加强实践锻炼，培养认知能力　理论联系实践是培养良好心理品质的重要途径。护士要在实践中评价和反思，扬长避短，有意识地培养自我的观察力、思维力、注意力和自制力等，真正能在工作中适应和处理各种复杂的临床问题，做到忙而不乱、井然有序。

4. 掌握放松技巧，提高适应能力　良好的自我和环境适应能力体现在护士稳定而积极的情绪、理智性、身心和谐、良好的人际关系等方面。如果在工作中遇到不顺利的事情，要以积极的心态去面对和处理问题，主动寻找工作中的乐趣。注意劳逸结合，掌握放松技巧，不断调适自我，保持良好的心境。学习人际沟通的方法和技巧，建立和谐的人际关系，从而适应环境的变化。年轻护士如能经历职业环境所特有的复杂人际关系处理后，不仅能妥善地处理工作中的各种人际关系，也会在自己的生活中巧妙地调解各种复杂的人际冲突。

5. 开展心理健康教育，保持心理健康　健康的心理是培养护士良好职业品质的前提。可以通过各种途径，如心理健康讲座、报刊、网络、心理咨询等方式，对护士开展多种形式、分层次的心理健康教育，帮助护士提高心理健康水平，达到身心和谐、人格稳定。

案例8-2分析　作为受过职业教育、拥有专业知识和实践技能的独立实践者，护士被赋予了多元化的角色，复杂的社会和职业环境要求护士具备良好的职业心理品质，护理工作者应根据自身职业角色的特点和行为规范来适应职业环境的改变。

目标检测

一、名词解释

1. 护理工作者角色人格　2. 角色适应
3. 角色冲突　4. 角色混乱
5. 角色缺如　6. 角色减退　7. 角色强化

二、填空题

1. 护理工作者角色人格的特征是_____、_____、_____。
2. 护理工作者的现代形象包括_____、_____、_____和_____。
3. 角色适应取决于_____、_____和_____三个因素。
4. 护理工作者角色适应不良的表现包括_____、_____、_____、_____和_____。
5. 护理工作者的认知特征包括____、_____、_____和_____。

三、选择题

1. 护理工作者角色人格所隐含的适应性行为特征，要求护理工作者必须具有（　　）
   A. 角色适应性行为　B. 适应性行为
   C. 职业行为　D. 道德行为
   E. 责任心
2. 护理工作者应具备的职业心理品质之一是（　　）
   A. 控制他人的能力
   B. 踏实肯干
   C. 吃苦耐劳
   D. 良好的情绪调控能力
   E. 感恩心
3. 护理工作者扮演的角色之一是（　　）
   A. 服务员　B. 管理者　C. 发药员
   D. 清洁工　E. 保姆
4. "护理工作者角色人格"概念区别于"角色人格"概念的关键词是（　　）
   A. 特异性　B. 相似性　C. 职业性
   D. 适应性　E. 形式性
5. 护理工作者心理品质的培养原则不包括（　　）
   A. 学校教育和社会教育相结合
   B. 规范教育和自我调控相结合
   C. 现实榜样和理想模式相结合
   D. 严于律己和宽以待人相结合
   E. 自我教育和他人教育相结合

四、简答题

1. 护理工作者应具备哪些职业心理品质？
2. 如何培养护理工作者的职业心理品质？

（陶凤燕）

实践教学

实践教学1 量表测验

[实训目的] 通过 SCL-90、SDS、SAS、A 型行为类型问卷、生活事件量表、护士用住院病人观察量表的测量，了解受试者的心理健康水平，行为类型，是否有焦虑、抑郁症状及严重程度等；学会分析各量表项目的数值与临床意义；能写出自我评估报告。

 症状自评量表

症状自评量表（SCL-90）由 L. R. Derogatis 于 1975 年编制，是进行心理健康状况鉴别及团体心理卫生普查时实用、简便而有价值的量表。该量表包括 90 个项目，包括感觉、思维、情感、行为、人际关系、生活习惯等内容，可以评定一个特定的时间，通常是评定 1 周以来的心理健康状况。分为五级评分（0～4级），1=从无，2=轻度，3=中度，4=相当重，5=严重。在计算实得总分时，应将所得总分减去 90。该量表包括躯体性、强迫症状、人际关系敏感、抑郁、焦虑、敌对、恐怖、偏执、精神病性 9 个症状因子。

（一）指导语

以下表格中列出了有些人可能有的病痛或问题，请仔细阅读每一条，然后根据最近一星期以内（或过去）下列问题影响你自己或使你感到苦恼的程度，在数字 1-2-3-4-5 内选择最合适的一个划一个钩，如"√"。请不要漏掉问题。

题目	选择
1. 头痛	1-2-3-4-5
2. 神经过敏，心中不踏实	1-2-3-4-5
3. 头脑中有不必要的想法或字句盘旋	1-2-3-4-5
4. 头昏或昏倒	1-2-3-4-5
5. 对异性的兴趣减退	1-2-3-4-5
6. 对旁人责备求全	1-2-3-4-5
7. 感到别人能控制自己的思想	1-2-3-4-5
8. 责怪别人制造麻烦	1-2-3-4-5
9. 忘性大	1-2-3-4-5
10. 担心自己的衣饰整齐及仪态的端正	1-2-3-4-5
11. 容易烦恼和激动	1-2-3-4-5
12. 胸痛	1-2-3-4-5
13. 害怕空旷的场所或街道	1-2-3-4-5
14. 感到自己的精力下降，活动减慢	1-2-3-4-5
15. 想结束自己的生命	1-2-3-4-5

题目	选择
16. 听到旁人听不到的声音	1-2-3-4-5
17. 发抖	1-2-3-4-5
18. 感到大多数人都不可信任	1-2-3-4-5
19. 胃口不好	1-2-3-4-5
20. 容易哭泣	1-2-3-4-5
21. 同异性相处时感到害羞不自在	1-2-3-4-5
22. 受骗，中了圈套或有人想抓住	1-2-3-4-5
23. 无缘无故地突然感到害怕	1-2-3-4-5
24. 自己不能控制地大发脾气	1-2-3-4-5
25. 怕单独出门	1-2-3-4-5
26. 经常责怪自己	1-2-3-4-5
27. 腰痛	1-2-3-4-5
28. 感到难以完成任务	1-2-3-4-5
29. 感到孤独	1-2-3-4-5
30. 感到苦闷	1-2-3-4-5
31. 过分担忧	1-2-3-4-5
32. 对事物不感兴趣	1-2-3-4-5
33. 感到害怕	1-2-3-4-5
34. 我的感情容易受到伤害	1-2-3-4-5
35. 旁人能知道自己的私下想法	1-2-3-4-5
36. 感到别人不理解自己、不同情自己	1-2-3-4-5
37. 感到人们对自己不友好、不喜欢自己	1-2-3-4-5
38. 做事必须做得很慢，保证做得正确	1-2-3-4-5
39. 心跳得很厉害	1-2-3-4-5
40. 恶心或胃部不舒服	1-2-3-4-5
41. 感到比不上他人	1-2-3-4-5
42. 肌肉酸痛	1-2-3-4-5
43. 感到有人在监视自己、谈论自己	1-2-3-4-5
44. 难以入睡	1-2-3-4-5
45. 做事，必须反复检查	1-2-3-4-5
46. 难以作出决定	1-2-3-4-5
47. 怕乘电车、公共汽车、地铁或火车	1-2-3-4-5
48. 呼吸有困难	1-2-3-4-5
49. 一阵阵发冷或发热	1-2-3-4-5
50. 因为感到害怕而避开某些东西、场合或活动	1-2-3-4-5
51. 脑子变空了	1-2-3-4-5
52. 身体发麻或刺痛	1-2-3-4-5
53. 喉咙有哽塞感	1-2-3-4-5
54. 感到前途没有希望	1-2-3-4-5
55. 不能集中注意	1-2-3-4-5
56. 感到身体的某一部分软弱无力	1-2-3-4-5
57. 感到紧张或容易紧张	1-2-3-4-5
58. 感到手或脚发重	1-2-3-4-5
59. 想到死亡的事	1-2-3-4-5
60. 吃得太多	1-2-3-4-5
61. 当别人看着自己或谈论自己时感到不自在	1-2-3-4-5
62. 有一些不属于自己的想法	1-2-3-4-5
63. 有想打人或伤害他人的冲动	1-2-3-4-5
64. 醒得太早	1-2-3-4-5

题目	选择
65. 必须反复洗手、点数目或触摸某些东西	1-2-3-4-5
66. 睡得不稳不深	1-2-3-4-5
67. 有想摔坏或破坏东西的冲动	1-2-3-4-5
68. 有一些别人没有的想法或念头	1-2-3-4-5
69. 感到对别人神经过敏	1-2-3-4-5
70. 在商店或电影院等人多的地方感到不自在	1-2-3-4-5
71. 感到任何事情都很困难	1-2-3-4-5
72. 一阵阵恐惧或惊恐	1-2-3-4-5
73. 感到公共场合吃东西很不舒服	1-2-3-4-5
74. 经常与人争论	1-2-3-4-5
75. 单独一人时神经很紧张	1-2-3-4-5
76. 别人对我的成绩没有作出恰当的评价	1-2-3-4-5
77. 即使和别人在一起也感到孤单	1-2-3-4-5
78. 感到坐立不安、心神不定	1-2-3-4-5
79. 感到自己没有什么价值	1-2-3-4-5
80. 感到熟悉的东西变得陌生或不像真的	1-2-3-4-5
81. 大叫或摔东西	1-2-3-4-5
82. 害怕会在公共场合昏倒	1-2-3-4-5
83. 感到别人想占自己的便宜	1-2-3-4-5
84. 为一些有关性的想法而苦恼	1-2-3-4-5
85. 我认为应为自己的过错而受罚	1-2-3-4-5
86. 感到要很快把事情做完	1-2-3-4-5
87. 感到自己的身体有严重问题	1-2-3-4-5
88. 从未感到和其他人很亲近	1-2-3-4-5
89. 感到自己有罪	1-2-3-4-5
90. 感到自己的脑子有毛病	1-2-3-4-5

（二）评定时间

可以评定一个特定的时间，通常是评定 1 周时间。

（三）分数统计指标

1. 总分

（1）总分是 90 个项目所得分之和。

（2）总症状指数，也称总均分，是将总分除以 90（＝总分÷90）。

（3）阳性项目数是指评为 1~4 分的项目数，阳性症状痛苦水平是指总分除以阳性项目数（＝总分÷阳性项目数）。

（4）阳性症状均分是指总分减去阴性项目（评为 0 的项目）总分，再除以阳性项目数。

2. 因子分　SCL-90 包括 9 个因子，每一个因子反映出病人的某方面症状痛苦情况，通过因子分可了解症状分布特点。

因子分=组成某一因子的各项目总分 / 组成某一因子的项目数。

9 个因子的含义及所包含的项目：

（1）躯体化：包括 1，4，12，27，40，42，48，49，52，53，56，58 共 12 项。该因子主要反映身体不适感，包括心血管、胃肠道、呼吸和其他系统的主诉不适，头痛、背痛、肌肉酸痛，以及焦虑的其他躯体表现。

（2）强迫症状：包括了 3，9，10，28，38，45，46，51，55，65 共 10 项。主要指那些明

知没有必要，但又无法摆脱的无意义的思想、冲动和行为，还有一些比较一般的认知障碍的行为征象也在这一因子中反映。

（3）人际关系敏感：包括6，21，34，36，37，41，61，69，73共9项。主要指某些个人不自在，有自卑感，特别是与其他人相比较时更加突出。在人际交往中的自卑感，心神不安，明显不自在，以及人际交流中的自我意识，消极的期待亦是这方面症状的典型原因。

（4）抑郁：包括5，14，15，20，22，26，29，30，31，32，54，71，79共13项。苦闷的情感与心境为代表性症状，还以生活兴趣的减退、动力缺乏、活力丧失等为特征。还反映失望、悲观以及与抑郁相联系的认知和躯体方面的感受，另外，还包括有关死亡的思想和自杀观念。

（5）焦虑：包括2，17，23，33，39，57，72，78，80，86共10项。一般指那些烦躁、坐立不安、神经过敏、紧张以及由此产生的躯体征象，如震颤等。测定游离不定的焦虑及惊恐发作是本因子的主要内容，还包括一项解体感受的项目。

（6）敌对：包括11，24，63，67，74，81共6项。主要从三方面来反映敌对的表现：思想、感情及行为。其项目包括厌烦的感觉，摔物，争论直到不可控制的脾气暴发等各方面。

（7）恐怖：包括13，25，47，50，70，75，82共7项。恐惧的对象包括出门旅行，空旷场地，人群或公共场所和交通工具。此外，还有反映社交恐怖的一些项目。

（8）偏执：包括8，18，43，68，76，83共6项。本因子是围绕偏执性思维的基本特征而制定的，主要指投射性思维、敌对、猜疑、关系观念、妄想、被动体验和夸大等。

（9）精神病性：包括7，16，35，62，77，84，85，87，88，90共10项。反映各式各样的急性症状和行为，限定不严的精神病性过程的指征。此外，也可以反映精神病性行为的继发征兆和分裂性生活方式的指征。

此外还有19，44，59，60，64，66，89共7个项目未归入任何因子，反映睡眠及饮食情况，分析时将这7项作为附加项目或其他，作为第10个因子来处理，以便使各因子分之和等于总分。

各因子的因子分的计算方法：各因子所有项目的分数之和除以因子项目数。例如，强迫症状因子各项目的分数之和假设为30，共有10个项目，所以因子分为3。在1～5评分制中，粗略简单的判断方法是看因子分是否超过3分，若超过3分，即表明该因子的症状已达到中等以上严重程度。下面是正常成人SCL-90的因子分常模，如果因子分超过常模即为异常。

（四）计分方法

SCL-90测验结果处理

因子	因子含义	项目	T分=项目总分/项目数	T分
F1	躯体化	1、4、12、27、40、42、48 49、52、53、56、58	/12	
F2	强迫	3、9、10、28、38、45、46、 51、55、65	/10	
F3	人际关系	6、21、34、36、37、41、 61、69、73	/9	
F4	抑郁	5、14、15、20、22、26、29、 30、31、32、54、71、79	/13	
F5	焦虑	2、17、23、33、39、57、72、 78、80、86	/10	
F6	敌对性	11、24、63、67、74、81	/6	

续表

因子	因子含义	项目	T分=项目总分/项目数	T分
F7	恐怖	13、25、47、50、70、75、82	/7	
F8	偏执	8、18、43、68、76、83	/6	
F9	精神病性	7、16、35、62、77、84、85、87、88、90	/10	
F10	睡眠及饮食	13、25、47、50、70、75、82	/7	

（五）正常成人 SCL-90 的因子分常模

项目	$M \pm s$	项目	$M \pm s$
躯体化	1.37±0.48	敌对性	1.46±0.55
强迫	1.62±0.58	恐怖	1.23±0.41
人际关系	1.65±0.61	偏执	1.43±0.57
抑郁	1.50±0.59	精神病性	1.29±0.42
焦虑	1.39±0.43		

[实训作业]

1. 抽取 10 例病人进行 SCL-90 问卷调查及分析。

2. 针对学生进行 SCL-90 问卷调查及分析并说出其意义。

 抑郁自评量表

抑郁自评量表（self-rating depression scale，SDS）是含有 20 个项目、分为 4 级评分的自评量表，原型是 Zung 抑郁量表。其特点是使用简便，并能相当直观地反映抑郁病人的主观感受。主要适用于具有抑郁症状的成年人，包括门诊及住院病人。只是对严重迟缓症状的抑郁评定有困难。同时，SDS 对于文化程度较低或智力水平稍差的人使用效果不佳。抑郁自评量表包含①精神病性情感症状（2 个项目）；②躯体性障碍（8 个项目）；③精神运动性障碍（2 个项目）；④抑郁的心理障碍（8 个项目）。SDS 总粗分的正常上限为 41 分，分值越低，状态越好。标准分为总粗分乘以 1.25 后所得的整数部分。我国以 SDS 标准分≥50 为有抑郁症。状此量表极为简单，由 20 道题组成，是自己根据自己 1 周之内的感觉来回答的。20 个题目之中，分别反映出抑郁心情、身体症状、精神运动行为及心理方面的症状体验，因为是自我评价，不要别人参加评价，也不用别人提醒。如果是文盲，可以由别人给念题目，不由别人代答，由自己判定轻重程度。在回答时，应注意，有的题目的陈述是相反的意思，例如，心情忧郁的病人常常感到生活没有意思，但题目之中的问题是感觉生活很有意思，那么评分时应注意得分是相反的。这类题目之前加上*号，提醒各位检查及被检查者注意。

（一）指导语

请根据您近 1 周的感觉来进行评分，数字的顺序依次为从无、有时、经常、持续。

题目	选择
1. 我感到情绪沮丧，郁闷	1–2–3–4
*2. 我感到早晨心情最好	1–2–3–4
3. 我要哭或想哭	1–2–3–4
4. 我夜间睡眠不好	1–2–3–4
*5. 我吃饭像平时一样多	1–2–3–4

续表

题目	选择
*6. 我的性功能正常	1-2-3-4
7. 我感到体重减轻	1-2-3-4
8. 我为便秘烦恼	1-2-3-4
9. 我的心跳比平时快	1-2-3-4
10. 我无故感到疲劳	1-2-3-4
*11. 我的头脑像往常一样清楚	1-2-3-4
*12. 我做事情像平时一样不感到困难	1-2-3-4
13. 我坐卧不安，难以保持平静	1-2-3-4
*14. 我对未来感到有希望	1-2-3-4
15. 我比平时更容易激怒	1-2-3-4
*16. 我觉得决定什么事很容易	1-2-3-4
*17. 我感到自己是有用的和不可缺少的人	1-2-3-4
*18. 我的生活很有意义	1-2-3-4
19. 假若我死了别人会过得更好	1-2-3-4
*20. 我仍旧喜爱自己平时喜爱的东西	1-2-3-4

*反向计分题。

（二）结果分析

指标为总分。将 20 个项目的各个得分相加，即得粗分。标准分等于粗分乘以 1.25 后的整数部分。总粗分的正常上限为 41 分，标准总分为 53 分。

（三）结果判断

50 以下者为无抑郁；50～59 为轻微至轻度抑郁；60～69 为中至重度抑郁；70 以上为重度抑郁。仅做参考。

（四）注意事项

此评定量表不仅可以帮助诊断是否有抑郁症状，还可以判定抑郁的程度。因此，一方面可以用来作为辅助诊断的工具，另一方面也可以用来观察在治疗过程中抑郁的病情变化，用来作为疗效的判定指标。但是，此评定量表不能用来判断抑郁的性质，所以不是抑郁症的病因及疾病诊断分类用表。因此，测出有抑郁症之后，应该及时到精神科门诊进行详细的检查、诊断及治疗。

[实训作业]

1. 通过查找案例，分析正常的抑郁和病理性抑郁的异同点。

2. 针对此案例，详细写出分析报告。

三 焦虑自评量表

（一）指导语

请仔细阅读每一条，把意思弄明白，然后根据您最近 1 周的实际感觉，选择最适合您的答案（1. 没有或很少时间；2. 小部分时间；3. 相当多时间；4. 绝大部分或全部时间）。

题目	选择
1 我觉得比平常容易紧张和着急	1-2-3-4
2. 我无缘无故地感到害怕	1-2-3-4
3. 我容易心里烦乱或觉得惊恐	1-2-3-4
4. 我觉得我可能将要发疯	1-2-3-4
* 5. 我觉得一切都好，也不会发生什么不幸	1-2-3-4
6. 我手脚发抖打颤	1-2-3-4
7. 我因为头痛、颈痛和背痛而苦恼	1-2-3-4
8. 我感觉容易衰弱和疲乏	1-2-3-4
*9. 我觉得心平气和，并且容易安静坐着	1-2-3-4
10. 我觉得心跳得很快	1-2-3-4
11. 我因为一阵阵头晕而苦恼	1-2-3-4
12. 我有晕倒发作，或觉得要晕倒似的	1-2-3-4
*13. 我吸气呼气都感到很容易	1-2-3-4
14. 我的手脚麻木和刺痛	1-2-3-4
15. 我因为胃痛和消化不良而苦恼	1-2-3-4
16. 我常常要小便	1-2-3-4
*17. 我的手脚常常是干燥温暖的	1-2-3-4
18. 我脸红发热	1-2-3-4
* 19. 我容易入睡并且一夜睡得很好	1-2-3-4
20. 我做噩梦	1-2-3-4

*反向计分题。

（二）评分方法

SAS 采用 4 级评分，主要评定症状出现的频度，其标准为："1"表示没有或很少时间有；"2"表示有时有；"3"表示大部分时间有；"4"表示绝大部分或全部时间都有。20 个条目中有 15 项是用负性词陈述的，按上述 1~4 顺序评分。其余 5 项（第 5，9，13，17，19）注*者，是用正性词陈述的，按 4~1 顺序反向计分。

（三）分析指标

SAS 的主要统计指标为总分。将 20 个项目的各个得分相加，即得粗分；用粗分乘以 1.25 以后取整数部分，就得到标准分。

（四）结果解释

按照中国常模结果，SAS 标准分的分界值为 50 分，其中 50~59 分为轻度焦虑，60~69 分为中度焦虑，70 分以上为重度焦虑。

（五）注意事项

焦虑是神经症的共同症状，故 SAS 在各类神经症鉴别中作用不大，关于焦虑症状的临床分级，除参考量表分值外，主要还应根据临床症状，特别是要害症状的程度来划分，量表总分值仅能作为一项参考指标而非绝对标准。

[实训作业]

1. 通过查找案例，分析正常人的焦虑和病理性焦虑的异同点。

2. 针对此案例，详细写出分析报告。

四　A 型行为类型问卷

（一）指导语

请根据您过去的情况回答下列问题。凡是符合您情况的请选择"是"；凡是不符合您情况的请选择"否"。每个问题必须回答，答案无所谓对与不对、好与不好。请尽快回答，不要在每道题目上思索太多。回答时不要考虑"应该怎样"，只回答您平时"是怎样的"就行了。

题目	选择	
1. 我觉得自己是一个无忧无虑、悠闲自在的人	是	否
2. 即使没有什么要紧的事，我走路也快	是	否
3. 我经常感到应该做的事太多，有压力	是	否
4. 我自己决定的事，别人很难让我改变主意	是	否
5. 有些人和事常常使我十分恼火	是	否
6. 我急需买东西但又要排长队时，我宁愿不买	是	否
7. 有些工作我根本安排不过来，只能临时挤时间去做	是	否
8. 上班或赴约会时，我从来不迟到	是	否
9. 当我正在做事时，谁要是打扰我，不管有意无意，我总是感到恼火	是	否
10. 我总看不惯那些慢条斯理不紧不慢的人	是	否
11. 我常常忙得透不过气来，因为该做的事情太多了	是	否
12. 即使跟别人合作，我也总想单独完成一些更重要的部分	是	否
13. 有时我真想骂人	是	否
14. 我做事总是喜欢慢慢来，而且思前想后，拿不定主意	是	否
15. 排队买东西，要是有人加塞，我就忍不住要指责他或出来干涉	是	否
16. 我总是力图说服别人同意我的观点	是	否
17. 有时连我自己都觉得，我所操心的事远远超过我应该操心的范围	是	否
18. 无论做什么事，即使比别人差，我也无所谓	是	否
19. 做什么事我也不着急，着急也没有用，不着急也误不了事	是	否
20. 我从来没想过要按自己的想法办事	是	否
21. 每天的事情都使我精神十分紧张	是	否
22. 就是去玩，如逛公园等，我也总是先看完，等着同来的人	是	否
23. 我常常不能宽容别人的缺点和毛病	是	否
24. 在我认识的人里，个个我都喜欢	是	否
25. 听到别人发表不正确的见解，我总想立即就去纠正他	是	否
26. 无论做什么事，我都比别人快一些	是	否
27. 人们认为我是一个干脆、利落、高效率的人	是	否
28. 我总觉得我有能力把一切事情办好	是	否
29. 聊天时，我也总是急于说出自己的想法甚至打断别人的话	是	否
30. 人们认为我是个安静、沉着、有耐性的人	是	否
31. 我觉得在我认识的人之中值得我信任和佩服的人实在不多	是	否
32. 对未来我有许多想法和打算，并总想都能尽快实现	是	否
33. 有时我也会说人家的闲话	是	否
34. 尽管时间很宽裕，我吃饭也快	是	否
35. 听人讲话或报告如讲得不好，我就非常着急，总想还不如我来讲哩！	是	否
36. 即使有人欺侮了我，我也不在乎	是	否
37. 我有时会把今天该做的事拖到明天去做	是	否
38. 当别人对我无礼时，我对他也不客气	是	否
39. 有人对我或我的工作吹毛求疵时，很容易挫伤我的积极性	是	否
40. 我常常感到时间已经晚了，可一看表还早呢	是	否
41. 我觉得我是一个对人对事都非常敏感的人	是	否
42. 我做事总是匆匆忙忙的，力图用最少的时间办尽量多的事情	是	否
43. 如果犯有错误，不管大小，我全都主动承认	是	否
44. 坐公共汽车时，尽管车开得快我也常常感到车开得太慢	是	否
45. 无论做什么事，即使看着别人做不好，我也不想拿来替他做	是	否
46. 我常常为工作没做完，一天又过去了而感到忧虑	是	否
47. 很多事情如果由我来负责，情况要比现在好得多	是	否
48. 有时我会想到一些说不出口的坏念头	是	否

题目	选择	
49. 即使领导我的人能力差、水平低，不怎么样，我也能服从和合作	是	否
50. 必须等待什么的时候，我总是心急如焚，缺乏耐心	是	否
51. 我常常感到自己能力不够，所以在做事不顺利时就想放弃不干了	是	否
52. 我每天都看电视，同时也看电影，不然心里就不舒服	是	否
53. 别人托我办的事，只要答应了，我从不拖延	是	否
54. 人们都说我很有耐性，干什么事都不着急……	是	否
55. 外出乘车、船或跟人约定时间办事时，我很少迟到，如对方耽误我就恼火	是	否
56. 偶尔我也会说一两句假话	是	否
57. 许多事本来可以大家分担，可我喜欢一个人去干	是	否
58. 我觉得别人对我的话理解太慢，甚至理解不了我的意思似的	是	否
59. 我是一个性子暴躁的人	是	否
60. 我常常容易看到别人的短处而忽视别人的长处	是	否

（二）结果评定

整个问卷包含60个题目，分成3个部分。TH：共有25个项目，表示时间匆忙感（time hurry），时间紧迫感（time urgency）和做事忙节奏快（do something rapidly）等特点。

CH：共有25个项目，表示竞争性（competitive），缺乏耐性（impatience）和敌意情绪（hostility）等特征。L：共有10个项目，作为测谎题，用以考查被试回答问题是否诚实、认真。

（三）应用评价

中国版的A型行为类型问卷（TABP）于1983年编出来以后，通过协作组即在全国范围内试用测试，经过了三次修订。

1. 答"是"计分

维度名	计分题目	题目数
TH	2，3，6，7，10，11，21，22，26，27，32，34，40，42，44，46，50，53，55，58	20
CH	4，5，9，12，15，16，17，23，25，28，29，31，35，38，39，41，47，57，59，60	20
L	8，20，24，43，52	5

2. 答"否"计分

维度名	计分题目	题目数
TH	1，14，19，30，54	5
CH	8，36，45，49，51	5
L	13，33，37，48，56	5

37～50分属于典型的A型；29～36分属于中间偏A型（简称A型）；27～28分属于中间型（M型）；1～18分属于典型B型。L的得分只供研究和使用者参考，L≥7分可以认为是无效问卷。

（四）人格特点

1. A型性格（简称TABP）　争强好胜、追求成就、过分的抱负总想超过别人；做事匆忙、急躁、紧张、好冲动、大声说话，行动较快、匆匆忙忙常有时间紧迫感；容易紧张、爱生气、固执、好争辩常有敌意情绪倾向，具有攻击型。A型性格被认为是一种冠心病的易患行为模式。

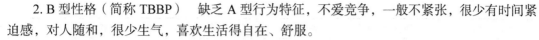

2.B 型性格（简称 TBBP） 缺乏 A 型行为特征，不爱竞争，一般不紧张，很少有时间紧迫感，对人随和，很少生气，喜欢生活得自在、舒服。

[实训作业]

1.抽取 10 名不同类型人格特征的成人（男女各 5 名）作为被试者，进行 A 型行为类型问卷调查，对调查结果进行对照分析，写出分析报告。

2.通过 A 型行为类型问卷测试实例，说出在日常生活当中如何预防冠心病的发生。

五 生活事件量表

"生活事件量表"（life event scale，LES）的使用目的是对精神刺激进行定性和定量。LES 适用于 16 岁以上的正常人、神经症、心身疾病、各种躯体疾病病人以及自知力恢复的重性精神病病人。其应用价值是甄别高危人群，预防精神障碍和心身疾病，对 LES 分值较高者加强预防工作；指导正常人了解自己的精神负荷、维护心身健康，提高生活质量；用于指导心理治疗、危机干预，使心理治疗和医疗干预更具针对性；用于神经症、心身疾病、各种躯体疾病及重性精神疾病的病因学研究，可确定心理因素在这些疾病发生、发展和转归中的作用份量。

（一）指导语

下面是每个人都有可能遇到的一些日常生活事件，究竟是好事还是坏事，可根据个人情况自行判断。这些事件可能对个人有精神上的影响（体验为紧张、压力、兴奋或苦恼等），影响的轻重程度是各不相同的。影响持续的时间也不一样。请你根据自己的情况，实事求是地回答下列问题，填表不记姓名，完全保密，请在最适合的答案上打钩。

1. 家庭有关问题

生活事件名称	事件发生时间				性质			精神影响程度				影响持续时间				备注
	未发生	1年前	1年内	长期性	好事	坏事	无影响	轻度	中度	重度	极重	3个月内	半年内	1年内	1年以上	
举例：房屋拆除	√					√		√						√		
1. 恋爱或订婚																
2. 恋爱失败破裂																
3. 结婚																
4. 自己（爱人）怀孕																
5. 自己（爱人）流产																
6. 家庭增添新成员																
7. 与爱人父母不和																
8. 夫妻感情不好																
9. 夫妻分居（因不和）																
10. 夫妻两地分居（工作需要）																
11. 性生活不满意或独身																
12. 配偶一方有外遇																
13. 夫妻重归于好																
14. 超指标生育																

生活事件名称	事件发生时间				性质			精神影响程度				影响持续时间				备注
	未发生	1年前	1年内	长期性	好事	坏事	无影响	轻度	中度	重度	极重	3个月内	半年内	1年内	1年以上	
15. 本人（爱人）作绝育手术																
16. 配偶死亡																
17. 离婚																
18. 子女升学（就业）失败																
19. 子女管教困难																
20. 子女长期离家																
21. 父母不和																
22. 家庭经济困难																
23. 欠债																
24. 经济情况显著改善																
25. 家庭成员重病、重伤																
26. 家庭成员死亡																
27. 本人重病或重伤																
28. 住房紧张																

2. 工作学习中的问题

生活事件名称	事件发生时间				性质			精神影响程度				影响持续时间				备注
	未发生	1年前	1年内	长期性	好事	坏事	无影响	轻度	中度	重度	极重	3个月内	半年内	1年内	1年以上	
29. 待业、无业																
30. 开始就业																
31. 高考失败																
32. 扣发奖金或罚款																
33. 突出的个人成就																
34. 晋升、提级																
35. 对现职工作不满意																
36. 工作学习中压力大（如成绩不好）																
37. 与上级关系紧张																
38. 与同事邻居不和																
39. 第一次远走他乡异国																
40. 生活规律重大变动（饮食睡眠规律改变）																
41. 本人退休离休或未安排具体工作																

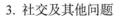

3. 社交及其他问题

生活事件名称	事件发生时间			性质			精神影响程度				影响持续时间				备注
	未发生	1年前	1年内	长期性	好事	坏事	无影响	轻度	中度	重度	极重	3个月内	半年内	1年内	1年以上	
42. 好友重病或重伤																
43. 好友死亡																
44. 被人误会、错怪																
45. 介入民事法律纠纷																
46. 被拘留、受审																
47. 失窃、财产损失																
48. 意外惊吓、发生事故、自然灾害																
如果您还经历其他的生活事件,请依次填写																
49.																
50.																

正性事件值 　　　　　　　　　　　家庭有关问题

负性事件值 　　　　　　　　　　　工作学习中的问题

总值 　　　　　　　　　　　　　　社交及其他问题

（二）计算方法

LES 是自评量表,含有 48 条我国较常见的生活事件,包括三个方面的问题:一是家庭生活方面(有 28 条),二是工作学习方面(有 13 条),三是社交及其他方面(7 条),另设有 2 条空白项,供填写当事者已经经历而表中并未列出的某些事件。填写者须仔细阅读和领会指导语,然后逐条一一过目。根据调查者的要求,将某一时间范围内(通常为一年内)的事件记录下来。有的事件虽然发生在该时间范围之前,如果影响深远并延续至今,可作为长期性事件记录。对于表上已列出但并未经历的事件应一一注明"未经历",不留空白,以防遗漏。然后,由填写者根据自身的实际感受而不是按常理或伦理道德观念去判断那些经历过的事件对本人来说是好事或是坏事?影响程度如何?影响持续的时间有多久?一过性的事件如流产、失窃要记录发生次数,长期性事件如住房拥挤、夫妻分居等不到半年记为 1 次,超过半年记为 2 次。影响程度分为 5 级,从毫无影响到影响极重分别记 0、1、2、3、4 分。影响持续时间分 3 个月内、半年内、1 年内、1 年以上共 4 个等级,分别记 1、2、3、4 分。

生活事件刺激量的计算方法:

1. 某事件刺激量=该事件影响程度分×该事件持续时间分×该事件发生次数。

2. 正性事件刺激量=全部好事刺激量之和

3. 负性事件刺激量=全部坏事刺激量之和

4. 生活事件总刺激量=正性事件刺激量+负性事件刺激量。

另外,还可以根据研究需要,按家庭问题、工作学习问题和社交问题进行分类统计。

（三）结果解释

LES 总分越高,反映个体承受的精神压力越大。95%的正常人一年内的 LES 总分不超过20 分,99%不超过 32 分。负性事件的分值越高对心身健康的影响越大;正性事件分值的意义尚待进一步的研究。生活事件对心身健康的影响日益受到人们的重视，许多研究报道了生活事件与某些疾病发生、发展或转归的相关关系。

[实训作业]

1. 抽取 12 人作为被试者（其中教师 3 人、职员 3 人、大学生 3 人、农民 3 人），用生活事件量表进行测定，分别记录正性事件值、负性事件值和总值。

2. 对以上 12 名被试者的测定结果从家庭有关问题、工作学习中的问题、社交及其他问题 3 个方面进行分析，并写出分析报告。

 护士用住院病人观察量表

护士用住院病人观察量表（nurses' observation scale for inpatient evaluation，NOSIE）由临床护士依据对住院病人病情的纵向观察，对病人的行为障碍、病情的演变及治疗效果进行客观评定，为临床治疗、护理及精神药理学研究提供科学依据。由 Honigteld G. 等于 1965 年编制。为 80 项版本，广泛应用的为 30 项版本，简称为 NOIE-30。

（一）项目和评定标准

评定内容共 30 项。NOSIE 中，每项为一描述性短语，如肮脏，对周围活动感兴趣，自觉一无是处等。本量表为频度量表，按照具体现象或症状的出现频度，分为 0～4 分的 5 级评分法，0，无；1，有时是或有时有；2，较常发生；3，经常发生；4，几乎总是如此。

姓名：　　　性别：　　　　　　　　年龄：　　　病室：　　　研究编号：
院号：　　　评定日期：　　　　　　第＿次评定　　　　　　　评定员：

评分：0 无；1 有时有；2 常常；3 经常；4 一直是			
1. 肮脏	0 1 2 3 4	16. 进食狼藉	0 1 2 3 4
2. 不耐烦	0 1 2 3 4	17. 与人攀谈	0 1 2 3 4
3. 哭泣	0 1 2 3 4	18. 自觉抑郁沮丧	0 1 2 3 4
4. 对周围活动感兴趣	0 1 2 3 4	19. 谈论个人爱好	0 1 2 3 4
5. 不督促就一直坐着	0 1 2 3 4	20. 看到不存在的东西	0 1 2 3 4
6. 容易生气	0 1 2 3 4	21. 提醒后才做事	0 1 2 3 4
7. 听到不存在的声音	0 1 2 3 4	22. 不督促便一直睡	0 1 2 3 4
8. 衣着保持整洁	0 1 2 3 4	23. 自觉一无是处	0 1 2 3 4
9. 对人友好	0 1 2 3 4	24. 不太遵守医院规则	0 1 2 3 4
10. 不如意便心烦	0 1 2 3 4	25. 难以完成简单任务	0 1 2 3 4
11. 拒绝做日常事务	0 1 2 3 4	26. 自言自语	0 1 2 3 4
12. 易激动、发牢骚	0 1 2 3 4	27. 行动缓慢	0 1 2 3 4
13. 忘记事情	0 1 2 3 4	28. 无故发笑	0 1 2 3 4
14. 问而不答	0 1 2 3 4	29. 容易冒火	0 1 2 3 4
15. 对好笑的事发笑	0 1 2 3 4	30. 保持自身整洁	0 1 2 3 4

（二）适应范围

该量表用于住院的成年精神病病人，特别是慢性精神病病人，包括老年性痴呆病人。

（三）评定注意事项

1. 应由经量表评定训练的，最好是病人所在病室的护士任评定员。

2. 每一病人由两名评定者（护士）观察评分，记分时，两名评定者分数相加。如只有一名评定者，应将评分乘以 2。

3. 根据病人近 3 天（或 1 周）的情况，对 30 项进行评分。评定时间为治疗前及治疗后第 3 和第 6 周各 1 次。

4. NOSIE 主要通过护士的观察与交谈进行评定。

5. 应根据病人症状存在与否及存在的频度与强度进行评定。

（四）结果分析

1. NOSIE 的结果可以归纳成因子分、总积极因素分、总消极因素分和病情总估计（总分）。

2. NOSIE 的因子分计算方法

（1）社会能力［20-（13、14、21、24、25 项组分和）×2。

（2）社会兴趣（4、9、15、17、19 项组分和）×2。

（3）个人整洁[8＋（8、30 项组分和）−（1、16 项组分和）]×2。

（4）激惹（2、6、10、11、12、29 项组分和）×2。

（5）迟缓（5、22、27 项组分和）×2；

（6）抑郁（3、18、23 项组分和）×2。

3. 总消极因素：4、5、6、7 项因子分之和；总积极因素：1、2、3 项因子分之和；病情总估计：（128+总积极因素−总消极因素）。以上结果分析方法，是根据量表作者 1975 年对 2415 名精神分裂症住院病人的 NOSIE 评定因子分析结果稍加修正而成。其中，常数项主要是为了避免负分的出现；"×2"是为了便于将只有一名评定员时的评定结果和规定的 2 名评定员的结果类比，如为 2 名评定员，在因子分计算时只需将两者的评分相加便可。

（五）应用评价

1. NOSIE 是由护士依据对病人病情纵向观察进行评定，弥补了仅据交谈进行评定的某些量表的不足。

2. 据不同时间 NOSIE 评定结果所绘制的廓图，能够反映研究治疗中病情的演变及治疗效果。

3. NOSIE 所评定的主要是病人的行为障碍，若要全面地判定疗效，还需配合 BPRS 等量表进行全面分析。

4. NOSIE 作为精神药理学研究的工具还是可靠、理想的。适用于住院的成年精神病病人，特别是慢性精神病病人，包括老年期的痴呆病人。是护士用精神科量表中最普遍的一种。

[实训作业]

1. 到当地医院进行临床实践，至少选择 3 个科室的 10 名住院病人采用"护士用住院病人观察量表"进行测试。在两名护士的指导下，对其结果进行分析，写出分析报告。

2. 在以上 10 名被试者中随机抽取 3 个绘制廓图，并说明病情过程及治疗效果。

（刘旭君）

实践教学 2　心理咨询与心理治疗

 初次晤谈

心理咨询时，心理咨询师与来访者见面的第一次谈话通常称为"初次晤谈"。初次晤谈可以很正式地进行，也可以较不正式地进行，这取决于晤谈的目的与需要。初次晤谈可以包括诊断或初诊。在一般社区与学校机构，初次晤谈通常不包括诊断。

[实训目的]

1. 了解　初次晤谈技术在建立良好咨访关系、顺利开展心理咨询中的重要性。

2. 熟悉　初次晤谈的目的、内容和具体细节。

3. 掌握　初次晤谈技巧和初次晤谈登记表的使用。

[实训准备]

1. 场所　要求安静整洁，陈设简单，光线柔和，周围没有噪声和干扰。

2. 用物　心理咨询案例录像资料、初次晤谈登记表。

3. 学生　调整心态，做好定位，模拟扮演来访者与咨询师进行演练。

[操作流程]

1. 观看心理咨询初次晤谈案例录像。

2. 根据下面提供的四个案例，将同学分成四组，两两配对，运用所学的初次晤谈技术模拟现场心理咨询。

案例一：A，女，大学二年级学生，A的男朋友和别人在一起了，但他却什么都没对A说，只是要A不要给他打电话。现在都已经过了半个多月了，A还不能放下，也很想见他。可是他说不能见面，A不知道该怎么办，每天精力都不能集中，学习也学不进去，整天精神也很恍惚。

案例二：B，女，20岁，大学二年级学生，来自外省农村，家庭困难。高中阶段，B住在亲戚的家里，因为成绩优异，比较听家长的话，亲戚们也就特别宠爱她。B很少与班上同学交流，喜欢独来独往，性格内向。进入大学后，B刚开始感觉还可以，但时间长了，由于寝室同学之间存在着很大的性格差异，出现了不和谐。面对如此复杂的人际关系，B感到十分困惑，怎样才能处理好这些关系呢？

案例三：C，男，21岁，大学三年级学生，家庭困难。C无法很好地控制自己的情绪，原来情绪低落的时候，一两天就过去了，可这次已持续了两周多了。C特别难受，也很郁闷，做什么事都提不起劲儿，情绪很低落，不想见任何人，寝室里同学的说笑声也令C烦躁不已。他想每天快乐地生活，高效率地投入学习，可是他做不到。

案例四：D，女，20岁，大学二年级学生，父母均为农民，家境贫困。一直以来，由于家庭贫困，常担心因缴不起学费而辍学。觉得自己学习成绩不太好，没什么优点，不讨人喜欢。总不相信别人，不愿理会别人，对人冷漠、缺乏热情。总之，她感到大学生活非常灰暗，没有任何快乐，多次想退学。连续几天晚上做相同的噩梦，梦见父亲去世了，D从梦中哭醒，连续几天都很伤心，情绪很低落，无法学习。

3. 进行小组讨论：本组同学在咨询过程中的具体表现及相应的咨询效果如何。

4. 针对学生的模拟情况，实训教师进行点评。

[实训评价]

1. 分享扮演咨询师、来访者、观察者的感受。

2. 对某一同学的咨询片段评价其优点与不足。

3. 根据小组反馈对自己的咨询进行总结。

[注意事项]

1. 热情接待。

2. 恰当介绍自己、称呼对方。

3. 以开放式非指导式的问题如"今天想说些什么？""您今天想谈什么问题？"或者"我很希望知道，我在哪方面能向您提供帮助？"等开始谈话，而不要直接逼问如"您有什么问题，说吧！"或者"您找我们有什么事，说吧！"。

[实训作业]　根据自己所扮演的角色写出详细的实训报告。

附：初次会谈登记表

初次会谈登记表

姓名：_____　性别：_____　出生日：_____　年龄：_____

住址：_____

电话：（公）_____　（宅）_____　手机_____

婚姻状态：（　）单身　（　）已婚　（　）分居　（　）离婚　（　）再婚　（　）鳏寡

学历：_____　职业：_____　日期：_____年_____月_____日

主要问题或咨询事项：

_____

_____

_____

介绍人或转介机构：

（　）学校/老师　　（　）医院/医师　　（　）法院/监护人/律师　　（　）社会工作人员

（　）亲友/家人　　（　）辅导员/咨询师　　（　）无人介绍　　（　）其他

是否曾经看过：（　）辅导老师　（　）心理咨询师　（　）精神科医生　（　）社会工作师

是否正在服药中：（　）是　（　）否

是否想过自杀：（　）是　（　）否

紧急联络人与电话：

_____

父母或监护人姓名与电话（未成年人）：

二 系统脱敏训练

系统脱敏法又称交互抑制法或缓慢暴露法，是沃尔普创立和发展起来的一种重要行为疗法。主要是通过诱导，循序渐进地暴露出病人恐惧或焦虑的情境，应用放松训练，即全身肌肉放松来抵抗焦虑紧张情绪，使之达到消除精神焦虑的目的。系统脱敏法适用于焦虑和恐惧症的治疗。

[实训目的]

1. 了解　系统脱敏训练的基本原理。

2. 熟悉　系统脱敏训练的操作步骤。

3. 掌握　肌肉放松训练方法。

[实训准备]

1. 场所　要求安静整洁，陈设简单，光线柔和，周围没有噪声和干扰。

2. 用物　心理治疗室及相关设备，环境安静、整洁，光线柔和，心理治疗录像资料。

3. 学生　调整心态，做好定位。

[操作流程]

1. 观看心理治疗录像。

2. 进行肌肉放松训练。可以用录音，也可由实训教师引导。因为肌肉放松在很多治疗中都会用到，当来访者紧张、焦虑时都可以使用。具体步骤如下。

（1）准备动作。在一般情况下，放松训练程序要求来访者先自行紧张身体的某一部位，如用力握紧手掌 10 秒钟，使之有紧张感，然后放松 5～10 秒，这样经过紧张和放松多次交互练习，来访者在需要时便能随心所欲地充分放松自己的身体。通常施行紧张松弛训练的身体部位是手、手臂、脸部、颈部、躯干及腿部等。

（2）正式训练。肌肉放松训练时，使来访者保持心情轻松，舒适地坐在椅子上，并让来访者拿掉眼镜、手表、腰带、领带等容易妨碍身体充分放松的物品。休息二三十分钟后，治疗者用平稳、镇静、低沉的声调对来访者说："从事这项放松训练，可以帮助你完全地放松身体。你必须根据下列步骤耐心进行，当你做紧张活动时，如果感到紧张，必须再持续做 5 秒钟，直到感觉到紧张到达极点方可完全松弛下来，让有关部位的肌肉显示出十分无力，特别要用心体验放松后的一种快乐感。现在请跟着（我的）指示做。"

指示语的内容：

第一步：深吸进一口气保持一会（停 10 秒），慢慢将气吐出来（停 5 秒），重复一次。

第二步：伸出前臂，握紧拳头，用力握紧，体验手上紧张的感觉（停 10 秒），放松双手，尽量体验放松的感觉，你可能感到沉重、轻松、温暖，这些都是放松的感觉，体验这种感觉（停 5 秒）。

第三步：弯曲你的双臂，用力紧绷双臂的肌肉，保持一会，体验双臂肌肉紧张（停 10 秒）。

放松，彻底放松双臂，体验放松后的感觉（停 5 秒）。

第四步：紧张双脚，脚趾用力绷紧，保持一会（停 10 秒），放松双脚（停 5 秒）。

第五步：将脚尖用力上翘，脚跟向下向后紧压，绷紧小腿部肌肉，保持一会（停 10 秒），彻底放松（停 5 秒）。

第六步：用脚跟向前向下紧压，绷紧大腿肌肉，保持一会（停 10 秒），彻底放松（停 5 秒）。

第七步：皱紧额部肌肉，保持（停 10 秒），彻底放松（停 5 秒），紧闭双眼保持一会（停 10 秒），上下左右转动眼球，彻底放松（停 10 秒）。

第八步：往后拓展双肩，保持一会（停 10 秒），放松（停 5 秒）。

第九步：上提双肩尽可能提自双耳，保持一会（停 10 秒），放松（停 5 秒）。

第十步：向内收紧双肩，保持一会（停 10 秒），放松（停 5 秒）。

第十一步：抬起双腿，用力上抬，弯曲腰部保持一会（停 10 秒），放松（停 5 秒）。

第十二步：紧张臀部肌肉，会阴部上提，保持一会（停 10 秒），放松（停 5 秒），感到全身肌肉都放松，有温暖、舒适、愉快的感觉。

3. 由学生（如当众讲话紧张焦虑者）扮演来访者，演练系统脱敏疗法。

第一步：求助者坐在舒适的位置上，保持室内安静，使自己全身放松。

第二步：开始想象自己构建的焦虑场景，从低级开始想象，每想到一个场景保持 30 秒左右，想象要逼真、生动，像演员一样进入角色，不能回避和停止。

第三步：如果想象到一个场景确实出现了紧张焦虑情绪时，停止想象，就用学会的全身放松方法做放松训练来对抗紧张焦虑，可反复训练。如果想象时没有紧张焦虑情绪应进行下级场景训练。如此逐级而上，直到求助者对最高等级的刺激不感到紧张焦虑。如出现强烈反应应降级训练。

[实训评价] 系统脱敏疗法对缓解焦虑症的效果。

[注意事项]

1. 第一次进行放松训练时，教师与学生同时做，提供模仿的信息。

2. 放松的引导语，有录音和口头两种。在训练开始时使用口头语，更便于学生接受和掌握。

3. 在放松过程中，要帮助学生体验身体放松后的感受。

[实训作业] 对家人和朋友进行放松训练。

（郝磊磊）

实践教学 3　病 人 心 理

 焦虑病人的诊断和处理

焦虑是人们对即将来临的、可能会给自己造成危险的重大事件，或需要自己做出极大努力去应对某种情况，所产生的一种紧张与不愉快的情绪反应，也是个体过分担心发生威胁自身安全和其他不良后果的一种心境。由于疾病，病人的焦虑情绪往往很明显，如若得不到处理，往往会给疾病的发展和预后带来不良影响。

[实训目的]

1. 了解 对病人的焦虑情绪进行心理诊断和处理的重要性。

2. 熟悉 焦虑自评量表（SAS）的使用。

3. 掌握 焦虑诊断和处理的方法。

[实训准备]

1. 场所 要求安静整洁，陈设简单，光线柔和，周围没有噪声和干扰。

2. 用物 焦虑自评量表（SAS）。

3. 学生 分别扮演焦虑病人与护士进行学习。

[操作流程]

1. 学习焦虑情绪的处理方法。

2. 根据下面提供的情景，两两配对，扮演病人和护士，护士对病人的情绪进行诊断。

情境：病人王某，女，40岁。确诊子宫肌瘤入院，计划3天后手术治疗。该病人自述非常紧张，害怕手术出现意外，怀疑自己能否忍受疼痛，担心手术后"和正常人不一样了"。食欲缺乏，夜间失眠，一想到手术的事就出冷汗，脉搏、呼吸增快。

3. 运用所学的焦虑处理措施，如肌肉放松训练方法，对病人的焦虑情绪进行护理。

4. 互换角色，学习焦虑的诊断和处理。

5. 针对学生的角色扮演情况，实训教师进行点评。

[实训评价]

1. 分享扮演病人和护士的感受。

2. 对扮演护士的同学进行反馈和点评。

3. 根据反馈对自己的训练进行总结。

[注意事项]

1. 认真学习焦虑自评量表的注意事项。

2. 灵活采用焦虑处理方法。

3. 根据反馈及时调整护理措施。

[实训作业] 一份关于焦虑病人护理措施的总结报告。

 抑郁病人的诊断和处理

抑郁是一种消极的情绪反应，常与病人的现实丧失和预期丧失有关联。病人抑郁情绪的表现方式有心情低落、兴趣及愉快感丧失、易疲劳、注意力下降、自我评价低、自暴自弃、自伤自杀行为或观念、睡眠障碍等。

[实训目的]

1. 了解 对病人抑郁情绪进行心理诊断和处理的重要性。

2. 熟悉 抑郁自评量表（SDS）的使用。

3. 掌握 抑郁情绪诊断和处理的方法。

[实训准备]

1. 场所 要求安静整洁，陈设简单，光线柔和，周围没有噪声和干扰。

2. 用物 抑郁自评量表（SDS）。

3. 学生 分别扮演抑郁病人和护士进行学习。

[操作流程]

1. 学习抑郁情绪的处理方法。

2. 根据下面提供的情景，两两配对，扮演病人和护士，护士对病人的情绪进行诊断。

情境：病人王某，女，32岁。诊断为乳腺癌，需实施乳腺切除手术而入院。入院后，病人感到心情沉重，悲观绝望，丧失生活兴趣，不思饮食，表情呆滞，具有严重的睡眠障碍，有自杀观念。

3. 运用所学的抑郁情绪处理措施，如认知行为疗法，对病人的抑郁情绪进行心理护理。

4. 互换角色，学习抑郁情绪的诊断和处理。

5. 针对学生的角色扮演情况，实训教师进行点评。

[实训评价]

1. 分享扮演病人和护士的感受。

2. 对扮演护士的同学进行反馈和点评。

3. 根据反馈对自己的训练进行总结。

[注意事项]

1. 认真学习抑郁自评量表的注意事项。

2. 灵活采用抑郁处理方法。

3. 根据反馈及时调整护理措施。

[实训作业] 一份关于抑郁病人护理措施的总结报告。

（陈　娟）

实践教学4　心理护理

心理护理是指在护理活动中，护士根据病人的心理状态，通过语言和非语言的交流方式与病人建立信任关系，安抚病人情绪，提供心理支持，促进病人的身心康复。在护理过程中，应当了解病人以往的心理、社会、健康状况、社会背景等相关信息，最大限度地帮助病人减轻心理问题，促进心理健康。

[实训目的]

1. 了解病人的心理活动特点。

2. 熟悉心理护理的实施。

3. 掌握心理护理的具体操作流程。

[实训准备] 病人心理调查表。

[操作流程]

1. 组织学生去综合医院或社区医院，使用病人心理调查表进行调查。

2. 根据病人病情进行调查，按照附表内容逐项填写结果。

3. 查阅病例。

4. 上交调查表及实训报告。

附：

病人心理调查表

病人姓名	性别	年龄	民族	文化程度	
疾病诊断	就诊医院	病室	门诊或住院编号		

调查方法　　　　交谈法 □　　　观察法□　　　测验法□　　　其他□

调查内容：

1. 家庭基本状况

婚姻史 婚 □　　否□　　家庭结构　　完整 □　　丧偶□　　离异□

家庭气氛　　　　和睦□　　　一般□　　　紧张□

2. 职业类型

事业单位□　　工人□　　农民 □　　个体□　　打工□　　其他□

3. 经济状况　　　好 □　　　一般□　　　差□

4. 人际关系　　　好 □　　　一般□　　　差□

5. 性格　　　　　外向□　　　内向□

6. 是否有住院史　有□　　　无□

7. 病情发展　　　初期□　　　中期□　　　末期□

8. 生理状况　　　睡眠（良好、一般、较差）　　饮食（良好、一般、较差）

9. 情绪状态

焦虑□　　忧郁□　　恐惧□　　悲伤□　　自卑□　　急躁易怒□

兴奋□　　愉快□　　其他□

10. 社会适应　　　好 □　　　一般□　　　差□

11. 个人兴趣爱好：

12. 既往病史：

13. 既往挫折及应对方法：

调查结果：

1. 调查过程　　　顺利 □　　　一般□　　　差□

2. 交谈成效　　　好 □　　　一般□　　　差□

3. 调查资料　　　完整 □　　　一般□　　　差□

[实训评价]

1. 调查表的完成情况。

2. 调查表填写的准确性。

3. 准确判断病人的心理状况。

[注意事项]

1. 客观准确全面地描述病人的心理问题。

2. 注意态度、语言的恰当应用。

[实训作业]

1. 结合病人的病历及调查资料，列出病人主要的心理问题。

2. 制定相应的预期目标和心理护理计划。

3. 写出主要的心理护理措施。

（邓希文）

参考文献

蔡篮，蒋凤仙. 2014. 护理心理学. 北京：北京出版社

崔巧玲，刘端海. 2016. 护理心理学. 北京：中国协和医科大学出版社

杜玉凤. 2013. 医学心理学. 南京：江苏科学技术出版社

付晓东. 2012. 医学心理学. 郑州：河南科学技术出版社

谷道宗，苑秋兰. 2016. 护理心理学基础. 北京：人民卫生出版社

姜乾金. 2002. 医学心理学. 北京：人民卫生出版社

蒋世国. 2011. 护理心理学. 第2版. 北京：人民卫生出版社

李丽华. 2014. 护理心理学基础. 北京：人民卫生出版社

李丽萍. 2016. 护理心理学. 第2版. 北京：人民卫生出版社

李正姐. 2015. 护理心理学. 北京：中国医药科技出版社

刘晓红. 2004. 护理心理学. 北京：人民军医出版社

马存根，张纪梅. 2015. 医学心理学. 北京：人民卫生出版社

彭聃龄. 2001. 普通心理学. 第2版. 北京：北京师范大学出版社

屈海英，高岩. 2016. 护理心理学. 第2版. 武汉：华中科技大学出版社

沈键. 2013. 护理心理学. 上海：同济大学出版社

吴斌. 2013. 护理心理学. 北京：科学出版社

吴玉斌，郎玉玲. 2014. 护理心理学. 第3版. 北京：高等教育出版社

姚树桥，杨彦春. 2013. 医学心理学. 北京：人民卫生出版社

叶奕乾. 2004. 普通心理学. 第2版. 上海：华东师范大学出版社

张理义，严进. 2008. 临床心理学. 北京：人民军医出版社

郑日昌. 1999. 心理测量学. 北京：人民卫生出版社

周郁秋，张渝成. 2014. 康复心理学. 北京：人民卫生出版社

《护理心理学》教学基本要求

 课程性质和课程任务

护理心理学是高职高专护理和助产专业的必修课程之一。护理心理学是将心理学理论、知识和技术应用于现代护理领域，研究心理因素与健康和疾病之间的关系，研究解决护理领域中有关健康和疾病的心理活动规律及其相应的最佳心理护理方法的学科。其主要任务是促进学生掌握必备的心理学理论、知识和技术，使学生在学习过程中形成良好的心理素质和健全的人格，并能将心理学理论、知识和技术应用在护理实践中。

 课程教学目标

（一）职业素养目标

1. 具有健康的心理和认真负责的职业态度，能予服务对象以人文关怀。

2. 具有勤学善思的学习习惯、细心严谨的工作作风、较强的适应能力、团队合作的职业意识及较好的沟通能力，关心尊重爱护病人。

3. 具有终身学习的理念，在学习和实践中不断地思考问题、研究问题、解决问题。

4. 培养认真、严谨的学习态度和实事求是的作风，加强职业道德修养。

5. 通过学习和实践，形成对心理现象、心理过程的科学认识。

6. 培养自我认识、自我发展的能力，形成良好的心理品质和健全的人格。

7. 通过对心理健康的认识，培养正确认识护理对象心理需求的能力。

8. 调动学习的主动性和积极性，培养创新精神和终身学习的能力。

（二）专业知识和技能

1. 掌握心理社会因素对健康和疾病的影响；病人心理特点和心理护理方法等。

2. 熟悉心理护理的概念和意义；心理评估、心理治疗和心理咨询的理论和技术等。

3. 了解心理现象的发生发展规律。

4. 具有心理咨询和心理健康宣教的初步能力，学会基本的临床心理护理技能。

5. 运用心理学技能解决实践中的问题，提高临床思维能力，对病人进行心理护理。

教学内容和要求

教学内容	了解	熟悉	掌握	教学活动参考
一、概述				
（一）护理心理学概述				讲授 自学 讨论 多媒体
1. 护理心理学的概念	√			
2. 医学模式转变与护理心理学的发展	√			
3. 护理心理学研究对象和任务		√		
4. 护理心理学研究方法		√		
（二）学习护理心理学的意义和方法				讲授 自学 讨论 多媒体
1. 学习护理心理学的意义		√		
2. 学习护理心理学的方法			√	
3. 护理心理学的研究方式			√	
（三）护理心理学相关的心理学理论				讲授 自学 讨论 多媒体
1. 精神分析理论	√			
2. 行为主义理论	√			
3. 人本主义理论	√			
4. 认知理论		√		
二、心理学基础				讲授 自学 讨论 多媒体
（一）心理学概述				
1. 心理学的概念	√			
2. 心理现象的基本内容		√		
3. 心理的实质	√			
（二）认知过程				讲授 自学 讨论 多媒体
1. 感觉和知觉		√		
2. 记忆		√		
3. 思维与想象		√		
4. 注意	√			
（三）情绪与情感过程				讲授 自学 讨论 多媒体
1. 情绪与情感概述		√		
2. 情绪与人的行为和健康			√	
3. 情绪调节及其策略			√	
（四）意志过程				讲授 自学 讨论 多媒体
1. 意志的概念和特征	√			
2. 意志的品质和培养		√		
（五）人格				
1. 概述	√			讲授 自学 讨论 多媒体 实验实训
2. 人格倾向性		√		
3. 人格心理特征			√	
4. 自我意识		√		
三、心理社会因素与健康				理论讲授
（一）心理健康概述				讲授 自学 讨论 多媒体
1. 健康与心理健康	√			
2. 心理社会因素与健康		√		
3. 心理健康教育			√	
（二）挫折与心理防御机制				讲授 自学 讨论 多媒体
1. 挫折的概念		√		
2. 影响挫折的因素	√			
3. 挫折的心理防御机制				
（三）心理应激与应对				讲授 自学 讨论 多媒体
1. 心理应激概述	√			
2. 应激过程		√		
3. 护理工作中的应激			√	
四、心理评估				讲授 自学 讨论 实验实训 多媒体
（一）心理评估概述				
1. 心理评估的概念	√			
2. 心理评估的方法		√		
（二）心理测验				讲授 自学 讨论 多媒体 实验实训
1. 心理测验的概念		√		
2. 心理测验的分类	√			
3. 标准化心理测验的基本特征		√		
4. 常用的心理测验		√		
（三）常用的心理测验				讲授 自学 讨论 多媒体 实验实训
1. 智力测验		√		
2. 人格测验	√			
（四）临床评定量表				讲授 自学 讨论 实验实训 多媒体
1. 概述	√			
2. 常用自评量表	√			

续表

教学内容	了解	熟悉	掌握	教学活动参考
五、心理咨询与心理治疗				
（一）心理咨询				讲授 自学 讨论 多媒体 实验实训
1. 心理咨询概述		√		
2. 心理咨询的程序与技术			√	
3. 心理咨询的原则和注意事项		√		
4. 心理咨询基本程序		√		
5. 普遍性技术及其分类	√			
（二）心理治疗				讲授 自学 讨论 多媒体
1. 心理治疗概述	√			
2. 常用的心理治疗技术		√		
3. 心理治疗的其他方法		√		
六、病人心理				讲授 自学 讨论 多媒体 实验实训
（一）病人的心理需要				
1. 尊重的需要			√	
2. 爱和归属的需要			√	
3. 信息的需要			√	
4. 安全的需要			√	
（二）病人常见心理变化和心理问题				讲授 自学 讨论 多媒体 实验实训
1. 常见的心理变化			√	
2. 病人常见的心理问题			√	
3. 不同年龄阶段病人的心理特征		√		
4. 不同病症病人的心理特征		√		
（三）不同年龄阶段病人的心理特征				讲授 自学 讨论 多媒体 实验实训
1. 儿童病人的心理特征			√	
2. 中青年病人的心理特征		√		
3. 老年病人的心理特征	√			
（四）不同病症病人的心理特征				讲授 自学 讨论 多媒体
1. 急性病人的心理特征			√	
2. 慢性病人的心理特征		√		
3. 手术病人的心理特征			√	
4. 临终病人的心理特征	√			

教学内容	了解	熟悉	掌握	教学活动参考
5. 癌症病人的心理特征		√		实验实训
七、心理护理				讲授 自学 讨论 实验实训 多媒体
（一）心理护理概述				
1. 心理护理的概念与特点		√		
2. 心理护理的目标	√			
3. 心理护理的基本方法			√	
（二）不同病症病人的心理护理				讲授 自学 讨论 实验实训 多媒体
1. 急性病病人的心理护理			√	
2. 慢性病病人的心理护理		√		
3. 手术病人的心理护理			√	
4. 恶性肿瘤病人的心理护理			√	
5. 传染病人的心理护理		√		
6. 疼痛病人的心理护理			√	
7. 临终病人的心理护理			√	
（三）不同年龄阶段病人的心理护理				讲授 自学 讨论 实验实训 多媒体
1. 儿童病人的心理护理		√		
2. 中青年病人的心理护理		√		
3. 老年病人的心理护理	√			
八、护理工作者的心理品质及其培养				讲授 自学 讨论 实验实训 多媒体
（一）护理工作者心理概述				
1. 护理工作者角色人格的概念及特征			√	
2. 护理工作者角色人格的形象			√	
3. 护理工作者职业角色化的过程		√		
4. 护理工作者角色适应不良的表现		√		
（二）护理工作者的职业心理品质				讲授 自学 讨论 实验实训
1. 护理工作者的职业心理品质		√		
2. 护理工作者职业心理品质的培养			√	

四 学时分配建议（36 学时）

教学内容	学时数		
	理论	实践	小计
1. 绪论	2	0	2
2. 心理学基础	8	0	8
3. 心理社会因素与健康	4	0	4
4. 心理评估	4	2	6
5. 心理咨询与心理治疗	4	2	6
6. 病人心理	2	2	4
7. 心理护理	2	2	4
8. 护理工作者的心理品质及其培养	2	0	2
合计	28	8	36

五 教学基本要求说明

（一）学时及学分

1. 计划学时：36

2. 计划学分：2

（二）课程类别

1. 必修课：专业必修课

2. 课程性质：专业基础课

3. 使用专业：护理和助产等

4. 开设学期：第一学期

目标检测参考答案

第1章 绪　　论

一、名词解释

1. 心理学　是研究心理现象发生、发展及其活动规律的一门科学。

2. 护理心理学　是护理学与心理学相结合而形成的一门交叉学科，是将心理学知识、理论和技术运用于现代护理领域，研究护理人员和护理对象心理活动的规律及特点，解决护理实践中的心理问题，以实施最佳护理的一门应用学科。

3. 医学模式　指一定时期内人们对疾病和健康的总体认识和根本观点。

4. 观察法　是指研究者通过对表现心理现象的外部活动进行系统的、有目的、有计划的观察，从中发现心理现象产生和发展的规律性的方法。

5. 潜意识　是人无法直接感知的那部分心理活动，主要包括不被客观现实、道德理智所接受的各种本能欲望，或明显导致精神痛苦的过去的事件。

二、填空题

1. 神灵主义的医学模式；自然哲学的医学模式；生物医学模式；生物-心理-社会医学模式。

2. 观察法；调查法；测验法和实验法。

3. 弗洛伊德；华生。

4. 晤谈；座谈；问卷。

5. 本我；自我。

三、选择题

1. C　2. D　3. E　4. D　5. A　6. D　7. D　8. A　9. B　10. A

四、简答题

答案（略）

五、案例分析

答案（略）

（付晓东）

第2章　心理学基础

一、名词解释

1. 感觉：是人脑对直接作用于感觉器官的客观事物的个别属性的反映。

2. 知觉：是人脑对直接作用于感觉器官的客观事物的整体属性的反映。

3. 记忆：过去的经验在头脑中的反映。

4. 思维：是人脑对客观事物的本质和事物之间的内在联系的反映。

5. 情绪：是人对客观事物是否满足自己的需要而产生的态度体验。

6. 人格：是一个人的整体的精神面貌，是比较稳定的、具有一定倾向性的各种心理特征的总和。

7. 需要：是一种机体的不平衡状态，表现为机体对内外环境的渴求和欲望。

8. 动机：是激发个体朝向一定目标活动，并维持这种活动的一种内在的心理活动或内部动力。

9. 能力：是顺利、有效地完成某种活动所必须具备的心理条件，是人格的一种心理特征。

10. 性格：是指一个人在对客观现实的稳定的态度和习惯化了的行为方式中表现出来的人格特征。

二、填空题

1. 感觉；知觉；记忆；想像；思维。

2. 整体性；选择性；恒常性；理解性。

3. 形象记忆；情景记忆；语义记忆；情绪记忆；动作记忆。

4. 果断性；自觉性；坚韧性；自制性。

5. 态度特征；意志特征；理智特征；情绪特征。

三、选择题

1. B 2. B 3. D 4. D 5. A 6. A 7. A
8. B 9. C 10. C

四、简答题

答案（略）

五、案例分析

答案（略）

（崔巧玲）

第3章 心理社会因素与健康

一、名词解释

1. 心理健康：是指在身体、智能及情感上与他人的心理健康不相矛盾的范围内，将个人心境发展成最佳状态。

2. 心理应激：是个体在某种环境刺激下，察觉需求与满足需求的能力不平衡时所产生的一种适应环境的心身紧张状态。

3. 心理健康教育：是教育者运用心理科学的方法，对教育对象心理的各层面施加积极的影响，以促进其心理发展与适应、维护其心理健康的教育实践活动。

4. 挫折：是指个体在有目的趋向目标的行为过程中，遇到了不可克服的障碍或干扰，使行为进程受阻而被延搁而产生的紧张状态与情绪反应。

5. 心理防御机制：是指个体面临挫折或冲突的紧张情境时，在其内部心理活动中具有的自觉或不自觉地解脱烦恼，减轻内心不安，以恢复心理平衡与稳定的一种适应性倾向。

二、填空题

1. 没有疾病或病症；身体上；心理上；社会上。

2. 挫折；心理冲突。

3. 焦虑；恐惧；抑郁；愤怒。

4. 性质；程度；可能的危害情况。

5. 精神上；物质上。

三、选择题

1. D 2. B 3. D 4. B 5. D 6. A 7. D
8. B 9. A 10. D

四、简答题

1. 心理健康的衡量标准：

（1）有正常的智力水平。

（2）有健全的意志。

（3）具有和谐的人际关系。

（4）善于调节与控制情绪。

（5）有良好的适应能力。

（6）人格完整。

2. 心理健康教育的途径有5个方面：

（1）提高对自身的心理健康问题的重视。

（2）掌握一定的心理健康知识。

（3）积极参加社会实践活动，提高社会适应能力。

（4）积极参加文体活动，增进心身健康。

（5）建立健康的生活方式

五、案例分析

答案（略）

（叶高亮）

第4章 心理评估

一、名词解释

1. 心理评估：依据心理学的理论和方法对人的心理品质及水平所作的鉴定。

2. 心理测验：就是依据心理学的原则和技术，用数量化手段对心理现象或行为加以确定和测定。

3. 调查法：是通过晤谈、访问、座谈或问卷等方式获得资料，并加以分析研究，了解被评估者心理特征的一种研究方法。

4. 观察法：是按照研究目的对被评估者的外部行为表现进行有计划、有系统的观察，对所观察的事实加以记录和客观地解释，从中发现心理现象产生和发展规律的方法。

5. 个别测验：指每次测验过程中是以一对一形式来进行的，即一次测试一个被试。

二、填空题

1. 临床心理评估；心理治疗与咨询。

2. 条件；标准；专业知识；心理素质。

3. 心理特点的问题；操作任务所组成。

4. 标准化原则。

5. 心理过程；人格特征。

6. 调查法；观察法；会谈法。

7. 保密原则；客观性原则。

三、选择题

1. A　2. D　3. E　4. E　5. A　6. A　7. A
8. B　9. B　10. B

四、简答题

答案（略）

五、案例分析

答案（略）

（刘旭君）

第5章 心理咨询与心理治疗

一、名词解释

1. 心理咨询：是指经过严格培训的心理咨询师运用心理学的理论与技术，通过专业咨访关系，帮助来访者依靠个人自我探索来解决其心理问题，增进心身健康，提高适应能力，促进个人成长与发展及潜能的发挥。

2. 共情：又称投情、同感心、同理心，是指咨询师从来访者的角度，体验他的内心世界。

3. 面质：又称质疑、对质、对抗、正视现实等，是指咨询师指出来访者身上存在的矛盾。

4. 心理治疗：也称精神治疗，是指在良好的人际关系基础上，专业人员运用心理学的理论和技术，通过其言语、表情、举止行为及其他特殊手段来改变来访者不正确的认识活动、情绪障碍和异常行为，以达到良好适应状态的一种治疗方法。

5. 阻抗：自由联想过程中病人在谈到某些关键问题时所表现出来的自由联想困难。

6. 移情：来访者将其早年获得的对某人的体验、态度或行为方式转移到他人身上的心理现象。

7. 正强化法：又称阳性强化法，即运用正性强化原则，每当病人出现所期望的心理与目标行为，或者在一种符合要求的良好行为之后，采取奖励办法，立刻强化，以增强此种行为出现的频率，故又称奖励强化法。

8. 家庭治疗：是以家庭作为干预单位，通过会谈、行为作业及其他非言语技术消除心理问题，促进个体和家庭系统功能的一类心理治疗方法。

二、填空题

1. 发展心理咨询；健康心理咨询。

2. 尊重；真诚；共情；积极关注。

3. 保密性原则；理解与支持原则；助人自助原则；时间限定的原则；"来者不拒，去者不追"原则；感情限定的原则；重大决定延期的原则。

4. 工作对象不同；工作形式不同；所需时间不同；涉及意识的深度不同；目标不同。

5. 倾听；解释；建议；保证；改善环境。

6. 理性情绪疗法；贝克认知行为治疗。

三、选择题

1. D　2. E　3. C　4. A　5. A　6. B　7. C
8. D　9. D　10. A

四、简答题

答案（略）

五、案例分析

答案（略）

（贺彦芳）

第6章　病人心理

一、名词解释

1. 焦虑：是人们对即将来临的、可能会给自己造成危险的重大事件，或需要自己做出极大努力去应对某种情况，所产生的一种紧张与不愉快的情绪反应，也是个体过分担心发生威胁自身安全和其他不良后果的一种心境。

2. 抑郁：是一种消极的情绪反应，常与病人的现实丧失和预期丧失有关联。病人抑郁情绪的表现方式有心情低落、兴趣及愉快感丧失、易疲劳、注意力下降、自我评价低、自暴自弃、自伤自杀行为或观念、睡眠障碍等。

3. 分离性焦虑：儿童从6个月起，开始建立起一种"母子联结"的关系，在这种以母爱为中心的关系上保持着对周围环境的安全感和信任感。一旦孩子离开妈妈，大都恐惧不安，经常哭闹、拒食及不服药。

4. 主观感觉异常：人患病后，注意力转向自身，感觉异常敏锐，甚至对自己的心跳、呼吸、胃肠蠕动的声音都能听到，心中总想着自己的病，而对其他事物很少关心。

二、填空题

1. 焦虑；恐惧；抑郁；愤怒。

2. 分离性焦虑；恐惧不安；反抗；抑郁自卑。

3. 焦虑；恐惧；情绪激动。

4. 术后意识障碍；术后精神病复发；术后抑郁状态。

5. 否认期；恐惧焦虑期；悔恨妥协期；抑郁期；接受期。

三、选择题

1. C　2. C　3. C　4. E　5. A　6. C　7. B
8. E　9. D　10. E

四、简答题

答案（略）

五、案例分析

答案（略）

（陈　娟）

第7章　心理护理

一、名词解释

1. 心理护理：是指在护理活动过程中，护士以心理学的理论和技术为指导，以良好的人际关系为基础，积极影响和改变病人不健康的心理状态和行为，促进其疾病的康复或向健康发展的手段和方法。

2. 心理护理目标：是护士在整个护理过程中通过自己积极的语言、态度、表情、行为等影响病人，促使病人由于患病住院或其他原因所引起的适应不良得到改善。

3. 心理护理评估：是有目的、有计划、有步骤系统地收集病人与心理健康相关信息的过程。

二、填空题

1. 满足病人的合理需求；创造良好的护理环境；消除不良的情绪反应；提高病人的适应能力。

2. 护士的综合素质；传统医学模式的影响；认识和管理的偏差；没有直观的评价标准；文化背景。

3. 感知觉方面；情绪方面；自我意识方面；意志方面；人际关系及其他方面。

4. 休克-恐惧阶段；否认-怀疑阶段；愤怒-沮丧阶段；接受-适应阶段。

三、选择题

1. B　2. B　3. A　4. C　5. C　6. A　7. B　8. A　9. C　10. A　11. C　12. E　13. D

四、简答题

1. 什么是心理护理，心理护理的特点是什么？

心理护理是指在护理活动过程中，护士以心理学的理论和技术为指导，以良好的人际关系为基础，积极影响和改变病人不健康的心理状态和行为，促进其疾病的康复或向健康发展的手段和方法。

心理护理特点：广泛性与连续性、共性与个性、社会性、预测性、心身统一性、技术无止境性、不可测试性。

2. 面对急性病病人应如何开展护理工作？

（1）护理工作者首先应尽力稳定病人情绪。

（2）快速、镇静地投入到对病人的抢救和治疗中。

（3）加强对病人的保护性措施。

（4）做好心理疏导工作。

（5）对拒绝治疗、愤怒、多疑等病人更应多加关注，使用认知疗法、心理疏导法，改变病人的错误认识，改善心理状态，调动病人的主观能动性，积极配合救治。

（6）做好病人社会支持系统的工作。

五、案例分析

答案（略）

（邓希文）

第8章　护理工作者的心理品质及其培养

一、名词解释

1. 护理工作者角色人格：是指从事护理职业的群体所共同具备，并能形成相似的角色适应性行为的心理特征的总和。

2. 角色适应：是指个体在现实生活中扮演的角色符合社会对该角色应遵守的行为规范的要求，即角色与位置、身份匹配。

3. 角色冲突：是指个体同时处于两个或更多不同的地位，并要进行相互矛盾的角色扮演时引起的角色与角色之间的矛盾冲突现象。

4. 角色混乱：是指个体无法获得明确清晰的角色期待或因角色期待无法一致时产生的混乱。

5. 角色缺如：是指护士未进入与职业相对称的角色。

6. 角色减退：是指个体进入护士角色后，由于某种原因重新承担本应免除或减轻的社会角色的责任，放弃或减弱了角色的扮演。

7. 角色强化：是指长期从事护理工作的个体，习惯于扮演护理者、教育者、管理者的角色。

二、填空题

1. 以职业经历为前提；与个体人格相辅相成；有别于道德概念。

2. 结构合理的知识型人才；适应发展的专家型人才；开拓创新的研究型人才；社会保健的管理型人才。

3. 角色的清晰度；角色期望；角色技能。

4. 角色冲突；角色混乱；角色缺如；角色减退；角色强化。

5. 观察力；记忆力；思维力；注意力。

三、选择题

1. A　2. D　3. B　4. C　5. E

四、简答题

答案（略）

（陶凤燕）